新概念俞氏八卦针法

俞 杰 余天锋 俞 晨 著

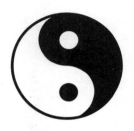

中医古籍出版社

Publishing House of Ancient Chinese Medical Books

图书在版编目（CIP）数据

新概念俞氏八卦针法 / 俞杰，余天锋，俞晨著 . ——
北京：中医古籍出版社，2021.9

ISBN 978-7-5152-2326-1

Ⅰ . ①新… Ⅱ . ①俞… ②余… ③俞… Ⅲ . ①针灸疗
法 Ⅳ . ① R245

中国版本图书馆 CIP 数据核字（2021）第 157446 号

新概念俞氏八卦针法

俞　杰　余天锋　俞　晨　著

责任编辑　刘　婷
责任校对　于　佳
封面设计　韩博玥
出版发行　中医古籍出版社
社　　址　北京东直门内南小街 16 号（100700）
电　　话　010-64089446（总编室）010-64002949（发行部）
网　　址　www.zhongyiguji.com.cn
印　　刷　廊坊市鸿煊印刷有限公司
开　　本　880mm×1230mm　1/32
印　　张　6.75
字　　数　130 千字
版　　次　2021 年 9 月第 1 版　2021 年 9 月第 1 次印刷
书　　号　ISBN 978-7-5152-2326-1
定　　价　36.00 元

作者简介

俞杰，男，汉族，骨科主治医师，1970年出生于浙江省慈溪市。从事基层西医骨科25年，受教于宁波第六医院骨科硕士生导师马维虎教授，北美中华国医学院院长杜建华先生。2007年始追随杜先生学习"新概念针灸技法"，悟创"新人体八卦图模型"，临床总结"中

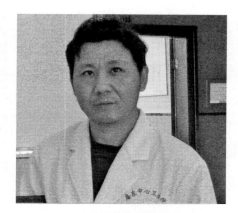

末对应松局部"四象取穴框架模式，兼容支持医者个性化疗法，填空式拓展，进行整体、局部全方位立体布局治疗，擅长中西医及武医结合以对常见颈肩腰腿痛等症进行治疗。

作者简介

余天锋，宁波一院龙山医院医疗健康集团康复医学科主任，浙江省优秀中西医结合人才培养项目培养对象。

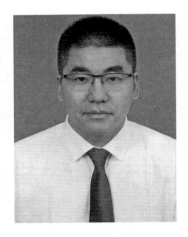

从医十余年，先后赴南京中医药大学学习民间传统针法；赴浙江省人民医院跟随叶祥明教授学习康复医学。潜心学习北美中医学院杜建华先生《新概念针灸学》之理论。

余天锋对常见急慢性颈肩腰腿痛疾病的诊治略有心得。

作者简介

俞晨，女，汉族，1997年出生于浙江省慈溪市，毕业于湖南大学生物学院生物医学工程专业。

内 容 简 介

　　《新概念俞氏八卦针法》一书以杜建华之《新概念针灸学》为理论基石，以作者悟创的"俞氏人体八卦模型"为介质，将"中末对应松局部"作为整体施治框架，融入符合道儒佛核心思想的用针理念，展示了一套操作性明确、实用性可靠且具有广阔空间延展性的治疗方法。医者可以根据个人所学之具体情况进行施术部位与方法及工具的选择，也可衍生出各种不同的实用针法。普通读者不必记忆大量的经络学知识，即可上手，借助九宫乾针法在各治疗区施按摩术。本书更适合于普通民众对常见疾病的日常家庭保健和康复，为达到还医于民，提供些许实用方法。

前　言

　　"新概念人体八卦模型"悟创，一改国内数千年来用先天八卦、文王后天八卦等一成不变的套图格局来治疗人体疾病的模式。人云亦云，无非把这些古传的八卦图套用于头、手、脐、足，甚至全身任意一个部位，任意一个治疗点上，同时学习者还需要背诵大量的相对难于理解的易理基础知识；在临床工作中，还充满着诸多牵强附会的五行生克等推理，虽有效，但总感觉不够完美。我在学习了台湾学者陈照先生运用八卦易理进行的针灸实践后，萌发并构思了"新的人体八卦图"。在反复思考古典传统文化和揣摩杜建华先生的《新概念针灸学》体系的过程中，源于传统，不拘传统，立足八卦，跳出八卦。我以一气圆运动为总纲，始终贯彻阴阳、生克、平衡、共振等宇宙大道，总结先贤的经验，紧扣人与大自然的内在统一性，相对完美演绎了"易医结合"的"人体新八卦序图框架"，充分体现简易的原则，大胆应用朴素的比类取象思维，无须进行繁杂的记忆和牵强附会的纸上谈兵式的推理，定位取象，上手即得，布针疗疾，简便廉验，法无定法，法由心出，表面看似随意，然细细推敲其之所以然，则深奥医理自在其中。似乎老子的无为而治的梦境，无意间就在身边；又应验了那句禅语："有意无意是真意。"真是感慨先人创立"八卦"的高度智慧，感恩先人们留给我们后世的这份宝贵的文化遗产。

"新概念人体八卦疗法"，融入了恩师杜建华先生在《新概念针灸学》一书的体系中提出的一、二、三项内容。以本人悟创的"人体新八卦图模型"为载体，在人体手掌、头皮、脸面、脐、四肢等部位作为施术部位，以"中末对应松局部"四步流程作为整体布针思路，以一气为纲，以脉诊判断人体当下能量的整体态势。辨证运用针、灸、埋线、刺络、皮内针、中药贴敷等相应的中医外治方法和西医皮下肌筋膜注射法，以及骨关节穿刺等手段，以重建人体能量、通道、疾病靶点的相对稳序态为目标。症是人体自然疗愈力对偏乱的一气轨迹所做出的自然排异趋稳表现。此法从有效消除当下症状入手，纠偏当前气在人体运行的紊乱轨迹，达到恢复天人一炁共振态而达到疾病自愈的目的，即着重于人体自然疗愈力的恢复和作用的发挥。本疗法的创立，虽尚属肤浅，甚至会被认为不值一提，但中医的发展，作为一个西医工作者看来，必须源于传统，又能大胆地跳出传统。在中医进入新时代的今天，也唯有创新才是发展之路。我们必须坚定的去传承，大胆地开拓创新，去其糟粕，取其精华，同时必须加强规范以及发扬推广优秀中医技术，加强中医人才市场的准入监管与考核，人命关天，不可儿戏。在新的时期，让中医能够真正地为中华民族的繁衍，为东方之龙立足于世界强国之林再谱新篇，这不仅仅是一句伟大的口号，而是为之努力的方向。

本书以图文的形式展示，也是为了体现大道至简，大道自然。人人能学能用，极其安全，使病患在家里即能解决一般常见的健康问题，正如S（振荡）中医创始人韦老所说："还医于民。"一些实用、简易、安全的医技与医理常识的掌握绝不是医生的专利，健康不应该完全由医生来左右，有少数医者根本就不配为医。健康是每个人自己的事情，应该让百姓成为自己健康的卫士。医者有责任大力推广安全、有效、实用、易懂的中医小技术。中医本来自于民间，让实用、安全的中医小技术走回民间，走入每一户家庭，成为一种生活技能是我们努力的方向。我认为，这才是真正弘扬中医，普及中医的一种体现，真正让中医服务于人民，以发挥其应有的作用。

《新概念俞氏八卦针法》一书给千年易理增添了新内容，有其简便廉验，一学就会，人人能用的特点，尤其适合用于常见病的治疗和自疗。大道至简，小小疗法背后却蕴涵着太多太多我的思考和前辈们的成果。在此，表示感谢！

谨以此书：

献给恩师杜建华先生、李柏松先生。

献给我的父母俞仁森先生、龚秀娟女士。

献给辛勤付出的家人卢巧娥女士和小女俞晨。

献给同行沈金飞、侯拥娟女士。

献给为此书出版力尽全功的英籍友人丹妮女士。

俞　杰

2018 年 7 月于杭州湾

自　序

　　"新概念八卦针法"，是以一气为纲，阴阳为目，以人体为对象，结合悟创的"新人体八卦模型"，并且相对完美地融入恩师杜建华先生所创的《新概念针灸学》一书中的理论体系及恩师李柏松先生的八字疗法体系，以"中末对应松局部"为布针原则，局部整体有机相容，以平衡为目标，定位定性按部施针，天地人自和，一气交融而疗效自显。其理法完全遵循易之大道而立，并主要将其浓缩于人体这个小小手掌乾坤大世界里。"宇宙天地人相应，一气同构在掌中"，只要你"见机行事"，一切都会在大道的指引下自然而然的发生，正所谓"掌控一切"。宇宙时空波的共振性是永恒的，是无为而为的。它最终趋向于自然整体的平衡，不必太多人为的干预，无须太多抽象的推理（这些推理有时看来甚至是非常的牵强附会）。我们在"新概念八卦针法"具体实施时，综合选择人体相对具有强能量场的头、手、脐、足等部位进行能量调配，强调对患者紊乱态的信息即时干预，一旦即时紊乱态所表现的征象有所改善，即可给予适当时间的留针。在形松意紧的前提下做适当的活动、按摩或者臆想患处，一切均在一气的交融下无为而治，而医理自在其中。同时，"新概念八卦针法"强调的是医患双方必须具备强大的疗愈疾病的信念，强调建立并发挥人体潜意识，发挥自身的疗愈本能在健康恢复中的巨大作用。墨菲博士说过，潜意识的规律就是信念，你所信的就是潜意识中的东西。在诊疗过程中，患者必须用至诚至纯的心境去接纳医者给予的正能量（正念）。信为效之先，患者积极的、坚定的信念是启动潜意识达成维护生命活动愿望的必要条件。人体潜在的祛病自愈力才是生命永恒的主题，同时要求患者有必要进行传统桩功等训练以达到激发自身正能量的目的。医技是通往道的载体，更深层意义上的治疗应该是我们要用心神这个与生俱有的强大正能量（自愈力）去内求，而不能仅仅在择医及技法等外在枝末上有过多刻意苛求，这在医患关系严重脱轨的今天有着极其重要的意义。术有无穷，各有千秋，然叶不离枝，子不离母，终不离道，这是我理解的真正的大道之医。

我衷心地感谢李柏松老师、杜建华先生，请允许我将你们的思想融入这小小的疗法之中。用无为之法治身疾，万物唯心现量，更要用心念思想去除一切苦厄，是我真正理解并追求的医学梦想。

俞 杰

2018 年 7 月于杭州湾

关于本书的说明

　　本书是本人接触针灸十余载的思考总结，书中内容均表达本人对"易医人生"之理解。本书介绍了恩师杜建华先生的《新概念针灸学》一书中的体系内容，选用了部分书籍，及网络中有关易理、经络、全息等基础知识，推荐了众多老师的临床治疗经验，在此表示感谢！

　　所谓新概念，原因有三：

　　一、本疗法遵循八卦之先天为体后天为用的原则，以运用新理念演绎出的新八卦模型而为用。

　　二、在本疗法中，已经完美融入恩师杜建华先生的《新概念针灸学》一书的思想，以手八卦为平台，进行"新概念针灸学理论体系"的学习与思考，具有独特思想在其中，故以新概念取之。

　　三、在本疗法中，在具体的针刺治疗过程中，特别强调医患双方形息心神的调整，以充分激发人体的本能疗愈力。

　　所谓人体八卦，是说此新八卦模型，完全遵从人与自然之道，完全从人体出发演绎天、地、人三者相互间的关系，是为真正服务人体之八卦，故谓人体八卦。

　　由于本法以恩师杜建华先生的《新概念针灸学》一

书的理论体系为内核，所以有必要先进行《新概念针灸学》的学习，以便进一步理解并拓展。

　　本人学识浅薄，又是西医工作者，对于中医理论的学习时间有限，理解也非常肤浅，未能引经据典，娓娓道来，只是用通俗的语言来表达自己的一些理解而已。本书虽小，然点点滴滴之思维均符合大道之思想，均为本人学习思考之流露。麻雀虽小五脏俱全，法虽简而理不失。希望读者能多多独立思考，勤于实践，其理自通，渐趋随心所欲之境。同时也要加强传统文化的学习以及相应的训练，这将大大有益于临床疗效的提高。点滴体会，劳您捧阅，不胜感激。

俞　杰

2018 年 7 月于杭州湾

关于行医和针灸原理的假想

　　针灸（针刺与艾灸）之术由来已数千年，有关理法方术的研究从古至今层出不穷，到了现代更是千奇百态，数不胜数，各种门派粉墨登场，有的是祖传秘籍，有的是一针惊人，让我们后学者无所适从。在弘扬中医的今天，就我所在的地区而言，各医疗单位无一不设有针灸、理疗科，然而，不少单位其真正的临床疗效却令人担忧，患者一进门，先来各种化验单、B超、CT、磁共振，不管你的病情体质是否适合针或灸，一次性缴足疗程费用，哪儿痛往哪儿刺，电针、红外烤灯，有的甚至一做就是数十次。有的所谓专家一日门诊数近百人，但患者看了一年多无丝毫疗效，还被灌输"中医调理慢慢来"的理念。这类医者虽然为数不多，但也折射出各种问题。治病救人成了商业服务，满街可见推拿、按摩、美容院、养生馆，过度医疗使得患者苦不堪言。表面来个针刺、小针刀，暗地给打封闭、吃激素止痛药，一看病检查单一大堆；一配药物用大包拎，这些现象实在触目惊心。医生的职责究竟是什么？仅仅是面对患者的微笑服务，有求必应，还是完成年年攀高的业务指标？还是必须首先具备精益求精的医疗技术和钻研精神？还是尽可能传播真正的医疗理念与方法？何谓医者父母心？目前，有些医疗单位的服务流于做表面文章，一味地追求笑脸相迎，有求必应，以患者为中心的现状只能催生出一群被溺爱的"子女"。医患关系在如此环境下，只能是恶性循环。中医自古就有情志相胜疗法，医者合理运用七情，以转化患者之情，从而影响和调整患者五脏的功能，促进疾病的转归，这是何等的巧妙？医者必须以患者的健康为中心，想方设法地恢复患者的身心健康，用父母对待子女的心去对待我们的患者。不能一味地去讨好，或哄骗患者。医患关系的改善要以良好的体制和制度为基础，通过双方的相互尊重和理解，才有可能达到双赢的结果。医疗行为首先必须是安全的，其次是尽量提高有效性。现阶段，就中医而言，不仅要研究发掘理法方药，还必须要大力发展优秀中医外治法，并且予以全面的技术规范管理，取其精华，服务于临床，甚至让百姓自己掌握法简效验的中医技法，才能真正地初步实现为民服务，还医于民。在这点上，尤其是法简效宏的优秀的针灸技术是当仁不让、独占鳌头的。

恩师杜建华先生的"新概念针灸学理论体系"为我指引了一条研究之路。学会了"渔"，就不再怕没"鱼"。通过学习，我渐渐领悟到了其实针灸（狭义的针刺）就是通过针刺，充分调动人体本能的排异康复能力，让人体因病而偏离的气血复归固有轨迹的一种疗法而已。当人体因各种原因导致气血通路的堵塞，在人体自我代偿排异修复能力可及的情况下，气血通路自然排异复通而回归各自的固有轨迹，疾病将自愈。一旦人体自我排异代偿修复能力不及，气血通路堵点继续存在，由于形气相应，堵点原发灶将诱发固有气血通路形成侧支循环，从而改变整体气血轨迹而产生继发灶改变。如同河道中放入巨石，水流绕道而行将改变水流的固有方向，从而由此继发更多的一系列下游改变。清理巨石会引发的一系列继发改变，要用更有力的水流冲走巨石，侧支水流自然回归，才能恢复河道原貌。小小毫针可对直径 0.008 毫米的毛细血管和 0.01 毫米的神经末梢产生一个巨大的压力，压力产生动能，激发并提高人体自我排异修复动力，排除致病物质，让人体因病而偏离的气血达到平衡，复归固有循行轨道。有形病灶的清除犹如搬走巨石（以治疗犹如一个大坝截流，蓄积势能，推倒大坝，一冲而过）。宇宙运动的轨道决定了人体的生命运动轨道，当人体生命运动轨迹发生偏移时，就出现了病证，这时给予治疗就是给人体偏移轨迹的气血一个回归信息，回归到人体正常气血运行的固有轨道，此轨道必然与宇宙运行轨道是同步的，是依从关系。人体如能顺乎自然，无为而治。何须太多的人为干预呢？其让人体偏移的气血回归人体生命轨道，同时在宇宙的统领下同步于宇宙轨迹，以恢复人体生命轨道的正常运行。针刺治疗疾病使生命体归于正常是其与生俱有的本能，也是我所理解的一般意义上狭义的刺激疗法（针灸）。

俞　杰

2018 年 7 月于杭州湾

目 录

一、关于八卦

1. "河图"与"洛书"

《易经·系辞上》曰:"是故天生神物,圣人则之;天地变化,圣人效之;天垂象见吉凶,圣人象之;河出图,洛出书,圣人则之。"《周易》和《洪范》两书,是中华文化、阴阳五行术数之源,在哲学、政治学、军事学、伦理学、美学、文学等领域均产生了深远影响。汉代儒士认为,"河图"就是八卦,而"洛书"就是《尚书》中的《洪范九畴》。"河图""洛书"最早被记录在《尚书》之中,其次在《易传》之中,诸子百家多有记述。太极、八卦、周易、风水等皆可追源于此。

《周易》起源于伏羲八卦,伏羲八卦又源于"河图",《易经·系辞下》中"古者包牺氏之王天下也,仰则观象于天,俯则观法于地,观鸟兽之文,与地之宜,近取诸身,远取诸物,于是始作八卦,以通神明之德,以类万物之情"详细描述了伏羲创作八卦的过程。

宋代大理学家朱熹在《周易本义》中,第一次把"河图""洛书"单列出来,并置图于卷首,以九为"河图",十为"洛书"。后世多数学者认为朱熹之"河图""洛书"

为宋代道士陈抟所传。八卦与《周易》紧密联系在一起，主要是因为八卦源于"河图""洛书"。

相传，上古伏羲氏时，洛阳东北孟津县境内的黄河中浮出龙马，背负"河图"，献给伏羲，伏羲依此而演成八卦，后为《周易》来源。又相传，大禹时，洛阳西洛宁县洛河中浮出神龟，背驮"洛书"，献给大禹。大禹依此治水成功，遂划天下为九州，又依此定九章大法，治理社会，流传下来收入《尚书》中，名《洪范》。《易经·系辞上》中的"河出图，洛出书，圣人则之"，就是指这两件事。

"河图""洛书"是以黑点白点为基本要素，以一定方式排列组合成矩阵的两幅示意图（图1-1）。

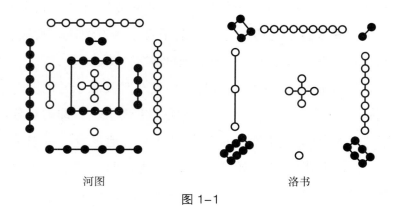

河图　　　　　　　　　　洛书

图1-1

"河图"歌诀云：天一生水，地六成之。地二生火，天七成之。天三生木，地八成之。地四生金，天九成之。

天五生土，地十成之。

"河图"由 1 至 10，10 个数字排列而成，5 和 10 构成中宫，奇数 1、3、5、7、9 为阳，图中空心圆表示；偶数 2、4、6、8、10 为阴，图中实心圆表示。在《易经·系辞上》中一、二、三、四、五为"生数"，六、七、八、九、十为"成数"。五个"生数"各加上"五"这个特别的数字就自然产生了六至十这五个"成数"，即一加五为六，二加五为七，三加五为八，四加五为九，五加五为十。"洛书"是九宫的另一种表示，也是由 1 到 9 按规律排列而成，横、竖、斜三个数之和都是 15。这是我们先贤智慧的结晶，是中国古代文明的第一个里程碑。

"河图"和"洛书"形式不同，本质相同，都表示历法和卜筮，四面八方，四时八节，八卦，九宫及五位统一的体系。十月太阳历与"河图"有相通之处，原因在于它们有同样的源头。八卦来源于"河图""洛书"。"'河图'为先天，'洛书'为后天。""河图"数字的排列为：一、六居下，二、七居上，三、八居左，四、九居右，五、十居中。口诀："一与六共宗而居乎北，二与七为朋而居乎南，三与八同道而居乎东，四与九为友而居乎西，五与十相守而居乎中。"

"洛书"数字的排列歌诀："戴九履一，左三右七，二、四为肩，六、八为足，五居中央。"《易经·系辞上》曰："河出图，洛出书，圣人则之。"相传，伏羲时有龙

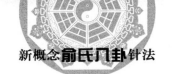
马出于黄河，其背有旋毛如星点，后一、六，前二、七，左三、八，右四、九，中五、十被称作龙图（"河图"）。夏禹治水时，有神龟出于洛水，其背有裂纹，前九，后一，左三，右七，中五；前右二，前左四，后右六，后左八。其纹如字（"洛书"）。"河图"之数加起来一共是五十五，而"洛书"数字加起来有四十五。"河图"是说天的，而"洛书"是道地的。因此，把"河洛"之数加起来恰好是一百，"十"在中国又是一个特别的数字，凡事起始于"一"，而终于"十"。河洛数字，即天、地数加起来是圆满无缺的。10×10包含了宇宙的所有物象。而河洛之数一百分两半成"阴阳"则又成"五十"了。《易经·系辞上》说："天一地二，天三地四，天五地六，天七地八，天九地十。"天数为一、三、五、七、九，为阳；地数为二、四、六、八、十，为阴。阳阴交感而化生神奇，万物生焉。"河图"天地之数为五十五，即天数为二十五，地数为三十。"洛书"天地之数为四十五，天数为二十五，地数为二十。"河图"的天地之数为五十五，称为大衍之数。河洛之数为 55＋45 恰好是100："河图"的天数是二十五，地数是三十，"洛书"的天数是二十五，地数是二十。天地生成，阴阳轮换，久合必分，久分必合，成阴阳成天地。"河图"反映天象，"洛书"印证地理。

　　"河图"中上、下、左、右、中五组数目分别与火、水、木、金、土五行有关。古人用金、木、水、火、土这几种物质基本形态的生成与转换，通俗形象地来表达自然万物的共同规律。由此定义这十个自然数中一、二、三、四、五为生数，六、七、八、九、十为成数，从而得出五行相生之理，天地生成之道。

我们以坐北朝南的帝皇位看"河图"，左东右西，水生木、木生火、火生土、土生金、金生水，为五行左旋相生。中心不动，一、三、五、七、九为阳数左旋；二、四、六、八、十为阴数左旋，皆为顺时针旋转，为五行万物相生之运行。我们知道，银河系等各星系俯视皆右旋，仰视皆左旋（图1-2）。所以，"生气上转，如羊角而升也"。故顺天而行是左旋，逆天而行是右旋。所以顺生逆死，左旋主生也。"河图"本是星图，其用为地理，故在天为象，在地成形也。在天为象乃三垣二十八宿，在地成形则青龙、白虎、朱雀、玄武、明堂。天之象为风为气，地之形为龙为水，故为风水。乃天星之运，地形之气也，所以四象四形乃纳天地五行之气也。"河图"定五行先天之位，东木西金，南火北水，中间土。五行左旋而生，中土自旋。故"河图"五行相生，乃万物相生之理也。土为德为中，故五行运动先天有好生之德也。土为中为阴，四象在外为阳，此内外阴阳之理；木火相生为阳，金水相生为阴，乃阴阳水火既济之理；五行中各有阴阳相交，生生不息，乃阴阳互根同源之理；中土为静，外四象为动，乃阴阳动静之理。若将"河图"方形化为圆形，木火为阳，金水为阴，阴土阳土各为黑白鱼眼，就是太极阴阳两仪图了。此时水为太阴，火为太阳，木为少阳，金为少阴，乃太极四象也，故"河图"乃阴阳之用，易象之源也。

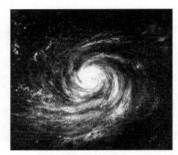

图 1-2　网摘银河

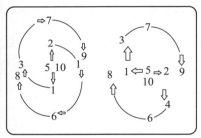

图 1-3　"河图"相生

"河图"所表达的是一气（阴阳）相生的圆运动模式，也可以看作是一气的左右前后的相对运动轨迹。在太极拳的训练中，大家都知道太极云手，其运动轨迹完全符合"河图"之轨迹，符合"河图"之内在规律。太极运动，完全是一个圆运动的共振训练。图中 5 土居中，化生阴阳一气，进行协调的相对运动（图 1-3）。

我们的脊髓中枢神经节，由脊髓发出左右成对（31对）神经，其中颈神经 8 对，胸神经 12 对，腰神经 5 对，骶神经 5 对，尾神经 1 对。每一对脊神经有前根后根在椎间孔处合成，前根由脊髓前角运动神经元的轴突及侧角的交感神经元或副交感神经元的轴突组成。神经纤维随脊神经（混合神经，含有躯体内脏运动感觉纤维）分布到骨骼肌、心肌、平滑肌、腺体，支配控制肌肉收缩和腺体分泌。后根上的脊神经节，由传入神经元细胞体聚集而成，后根由感觉神经元的轴突组成，其神经末梢分布全身，能感受各种刺激。脊神经处椎间孔后即刻分出前后两支，每支均含有传入传出纤维，后支比较小，分布于脊柱附件较小区域内的皮肤和肌肉，前支较粗大，分布在颈部以下各部位的肌肉皮肤，其中第 2 到 11 对胸神经前支沿肋间分布，其余前支先成丛，形成左右成对的颈丛、臂丛、腰丛、骶丛，再发出分支到支配区域。从上述现代神经学理论我们可以看出，它也是符合"河图"之理。传统中医之所以重视背腧穴，重视任督脉，由此可见一斑。我们也由此推出，"河图"为我们临床的前后左右对应取穴以调理气机提供了依据。

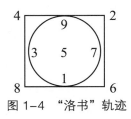

图 1-4 "洛书"轨迹

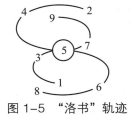

图 1-5 "洛书"轨迹

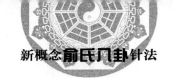

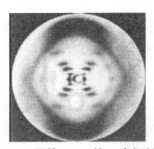
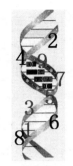

图 1-6　网摘 DNA 的 X 光衍射　　图 1-7　　DNA 双螺旋与"洛书"

从"洛书"轨迹图（图 1-4、1-5）中我们可以看出，"洛书"所表达的既是天圆地方，天阳地阴，又是一气（阴阳）上下的双螺旋圆运动模式，也可以看作是一气的上下相对螺旋运动。阳数从下而上升，阴数从上而下降。阳升阴降，犹如督脉由会阴而起经脊背三关达头顶泥丸，再从体前任脉而下直至下丹田，这种升阳火降阴符，正合道家后升前降的小周天运行。它与《黄帝内经》所提的经脉运行相反，是从逆向上夺天地造化，从而凝练精气神，提升生命能量。"洛书"所表达的是一气（阴阳）上下的双螺旋圆运动模式，也同样为我们在临床的上下左右对应取穴提供了依据。正如道家《清静经》所言："大道无形，生育天地；大道无情，运行日月；大道无名，长养万物；吾不知其名，强名曰道。"道，是宇宙万物的主宰，我们不可背道而驰。我们提出的"新概念八卦模型"也符合大道之理。只有符合道的规律，才有可能是正确的。

"洛书"轨迹图，恰似 DNA 双螺旋，DNA 是脱氧核糖核酸的英文缩写，是一种生物大分子，可组成遗传指令，引导生物发育和生命机能的运作，是生命遗传信息的储存物质，是染色体主要的组成部分，也是主要的遗传物质，是由两条反方向平行方式的脱氧核苷酸长链盘旋而成的双螺旋结构，"洛书"也揭示了生命是螺旋的这一大道（图 1-6、1-7）。

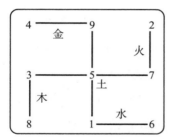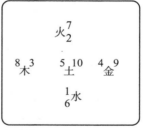

图 1-8　河洛互变

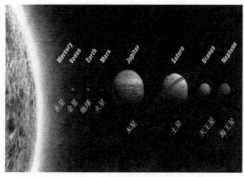

图 1-9　网摘行星

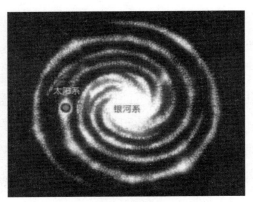

图 1-10　网摘银河

从上图我们看到河洛的互变图（图 1-8），恰似佛教中常见的"卍"万字符，原本是西藏古象雄佛法"雍仲本教"的吉祥符号，也酷似银河系正面的四条旋臂。"卍"万字符，就是顺应日月星辰的自然转向，顺天道以适应人类与大自然之间的和谐关系。"洛书"的这一内涵，正是出于"河图"相生图，只是火和金的互换。"河图"为天象，它也组成一个"卍"万字符，是宇宙自然的本然属性，从图 1-9 看出，人立地球土之上，左为木星火星，右为金星水星。"河图"，完全是天象的表述（图 1-10），"洛书"来源于"河图"，八卦源于"洛书"，"洛书"图应用于人体，更能显示符合天道，而达到天地人合一。但到了"洛书"，为何将"河图"的金火互换？是为了站在地球人体角度使之更能契合人体生命气机的螺旋和平衡而安排？

以地球为参照，由于地球内部岩浆和放射性元素衰变产生热能，每年约 5 万亿亿卡，相当于全球能源消耗的 45 万倍。地球是一个巨大的热库，地层中蕴含着丰富的热水资源，地下热水相当于海水总量的十分之一，是地热能的重要组成部分，甚至地下热水顺着地壳裂缝形成的地表温泉，仅我国就有两千多处。也许古人从俯察地理的地球角度，生活化的朴素认知过程中认为地表上有山岩、金石、空气、森林，下有地水，表有地热温泉，地下热水升以养木，火热之能蒸润地表，化水为气，以应人体温肾水养肝木，温中土脾胃，蒸润肌腠心肺，化气为金，华盖之金，又宣布肃降为水，而成"洛书"，"俞氏新概念人体八卦模型"的排列也无意中符合了"洛书"的排列。佛说四大，地水火风，道说五行，水火土金木；儒说仁义礼智信，似乎都在说明同一个问题。总之，感叹古人立"洛书"之奥秘，这里只是信口的猜疑。

2.《易经》综述

《易经》是我国最古老的一部占卜书，也是一部集华夏先民智慧的哲学巨著。《易经》被誉为华夏文明之源，是中华文明的源头之一，是先人走向文明过程的历史记录，它汇集了中国古代符号学、占卜、哲学和伦理学等文化精髓，是战国以前中国古代文化的一次大总结。其充满着相对朴素的真智知见，在中华文化历史传承中，

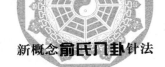
易学渗透到中国古代各领域、各学科，以不同的具体形态出现，集成数千年的中华文化，它时刻改变着我们的哲学观、世界观和思维方式，它符合天地宇宙规律的认识，时刻影响着我们每一个人每一件事。《易经》自古以来被儒家列为"六经之首"，道家称之为"三玄之冠"，是中国传统文化的根源。《周礼·大卜》有大卜"掌三易之法：一曰《连山》，二曰《归藏》，三曰《周易》。其经卦皆八，其别卦皆六十有四"之说。这就是上古"三易"。一般认为，夏代有《连山易》，为神农之易又名"夏易"，因神农为炎帝，号山氏，故称《连山易》；商代有《归藏易》，为黄帝之易；周代则为《周易》。据大多参考书记载，《连山易》《归藏易》已经失传，通常所说的《易经》，即是在周代《周易》基础上经过历代不断拓展丰富起来的易学体系。

《周易》在先秦指的是《易经》，只有卦、爻符号和简单的经文。自孔子对《易经》继承发展，流传《易传》，阐释《易经》后，变为由《易经》与《易传》共同组成的现在常指的《易经》。

关于《周易》的作者，东汉班固《汉书·艺文志》概括为"人更三圣，世历三古"，就是上古伏羲氏画八卦；中古文王演六十四卦并作卦爻辞。司马迁在《报任安书》中记为"文王拘而演周易"，即言周文王被拘于羑里之后，将八卦演绎为六十四卦，构建了《易经》的雏形；下古孔子晚年"韦编三绝"，作《易传》十翼，以上均对《周易》的推广、研究、发扬起到巨大推动作用。

《易经》体系以卦爻符号及易图为认知模型，简易、动态、开放、无所不包的结构，整合了人们观察世界的多视角空间，成为"究天人之际，通古今之变"（司马迁《报任安书》）的论"道"之学。《四库全书总目提要·易类》赞道："易之为书，推天道以明人事者也。"孔子好《易》，将之列为六经（《诗经》《尚书》《礼记》《乐经》《周易》《春秋》）之一。经者，天地之道，人生之则也，并作《易传》解易。汉代，随着儒学地位的逐渐提高，作为儒学经典的《周易》便被奉为六经之首。魏晋时期，玄学兴起，由于《周易》是论"道"之学，因此又被列为三玄（周易、老子、庄子）之冠，成为道家的经典。儒、道、佛，是中国古代文化的三条主线，《周易》则占全本土的儒、道两家，理所当然成为经典中的经典。隋唐时期，《周易》被定为十三经之首，至宋元时期，易学大兴，时如乾卦之九五爻，"飞龙在天"，《周易》更被奉为群经之首，从此处于中国文化的核心，甚至统领地位。

《四库全书总目提要》曰："易道广大，无所不包，旁及天文、地理、乐律、兵法、韵学、算学，以逮方外之炉火，皆可援易以为说。"《周易》涵盖了中华文明各领域、各学科。《周易·系辞下》说："易之为书也，广大悉备，有天道焉，有人道焉，有地道焉。"既然天、地、人之道悉具，道可统理，则万事万理均在其中，自然就无所不包了。

《易经·系辞下》曰："古者包牺氏之王天下也，仰观象于天，俯观法于地，观鸟兽之纹，与地之宜。近取诸身，远取诸物，于是始做八卦。以通神明之德，以类万物之情。"伏羲的一画开天，画出了先天八卦，成为易经的正式起源。"易与天地准，故能弥纶天地之道"的作用及"易则易知，简则易从，变动不虚，周流六虚"的特点，以及"变易，不易，周易"的内容，成为易经的本质。继伏羲之后的公元前6000到公元前3000年的神农时代，正是母系氏族社会的鼎盛时期。由神农氏一族继承了伏羲的天文成果，并在此基础上把历法与农事紧密结合起来，开创了畜牧业和农业文化，使得母系氏族社会走向了繁荣。相传神农氏跋山涉水，一日尝百草，并以此总结了中草药的四气五味，奠定了中药学的基础。也因此总结出了一套较为科学的地理知识，并有可能将八卦知识与地理知识、建筑原理相结合，至此，有专家推测神农氏之《连山易》很有可能是一种有关建筑风水的图示。郭璞《葬书》记载："上地之山，若伏若连，其原自天。""若伏若连"已经很形象表达了"连山"之易。据记载，《连山易》以艮为始卦，应了山脉在风水学中的重要地位，是看风水的第一需要审察的地方。《周礼》记："太卜掌三易之法。一曰连山，二曰归藏，三曰周易，其经卦皆八，其列皆六十有四。"说明周朝时太卜要掌握三种占卜方法。在神农时代，农作物的广泛种植改变了人类长期的流放生活。在定居生活中结合八卦创立建筑风水学，由此推测在神农时代而兴起的《连山》《归藏》《周易》成为风水学上占卜的三种方法也有其道理。

在随后的皇帝时代，《易经》有了新的开拓和发展，终在周朝形成了文王《周易》，从而成为现存于世的《易经》版本。相传周文王始创文王后天八卦，并在后世被广泛应用于术数中医学等各个领域。

战国时期孔子的弟子继承孔子的学术思想而著《周易大传》，简称《易传》，又称《十翼》，共有十篇，分别是《象传》上下篇、《象传》上下篇、《系辞》上下篇、《文言传》《序卦传》《说卦传》《杂卦传》，是现存最早的用来解释《易经》的著作，如同为《周易》增加了十对翅膀，大大丰富了《易经》内容，故被称为《十翼》。在随后的数千年里，众多先贤对《易经》进一步的挖掘和发展，使得《易经》成为一部真正的百科全书，成为我们中华民族的一笔巨大财富。

3.《周易》结构框架

《周易》由《易经》及《易传》两部分组成。

《易经》由六十四卦卦符（又称卦画、卦形）、卦名、六十四卦卦辞、三百八十六条爻辞组成。卦辞和爻辞共

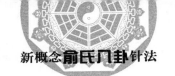
四百五十条，共四千九百多个字。由于乾坤两卦代表化生万物的天地，万物均由是而来，故卦符仍是六爻，但在相应的六条爻辞外，乾卦多出一条爻辞曰"用九"，坤卦也相应多出一条爻辞曰"用六"，则两卦名义上就有七个爻。故六十四卦实算为三百八十六爻。所载文字为占卜记录，或者是某些事件或哲理的引申，与六十四卦及相应的爻进行关联。

卦符，就是一个卦的形象符号，以不同的排列组合形成的上下六爻叠合结构。卦名就是卦的形象称谓，卦辞是说明某卦所表达的寓意。

《易经》共有六十四条卦辞，内容主要有：自然现象、历史人物事件、人事行为得失、吉凶断语，如经商、婚姻、争讼、战争、饮食、猎、旅行、祭祀、孕育、疾病、农牧等。

卦的基本单元是爻，爻分阴阳，其中一横是阳爻，符号是—：一横从中面断的是阴爻，符号是－－：爻的次序是从下往上，第一爻用"初"、第二爻用"二"、第三爻用"三"、第四爻用"四"、第五爻用"五"、第六爻用"上"；另一个字代表爻的性质，阳爻用"九"表示，阴爻用"六"表示。爻辞是解释各卦每一爻的内容部分，一般有六条爻辞（乾、坤两卦各有七条爻辞）。卦，如病，不同的卦，分别代表某一疾病的整体过程，而从初到上的六爻递变，代表疾病发展过程中不同阶段所表现出的不同状态。卦，看的是整体背景；爻，看的是当下阶段。

《易传》为解经之作，有七种共十篇即：《彖》《象》《系辞》各上下两篇，《文言》《说卦》《序卦》《杂卦》各一篇，又称十翼。构成《周易》的《易经》与《易传》是两个不同时代的产物。《易经》是一部占卜书，集占卜易之大成，含有哲学内涵，是符号与文字的结合，俗称无字天书，具有非常自由的引申空间。

4. 太极、阴阳和八卦

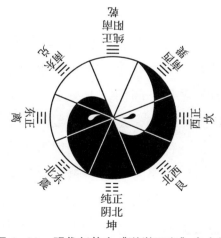

图1-11　明代赵仲全《道学正宗》古太极

《易经系辞》中说："易有太极，是生两仪，两仪生四象，四象生八卦，八卦定吉凶，吉凶生大业。"意思是说，宇宙之变化首先从太极开始，太极的变化运动中产生了天地两仪，天地两仪又在不断地变化中产生了四象八卦（图1-11），八卦又在变化中衍生六十四卦，三百八十四爻，其中包含着吉凶信息，人们可以根据卦爻的变化，从而推演出趋吉避凶的宇宙自然规律，只有遵循《易经》之规律才可以成就伟大的事业。太极，是宇宙万物最初始的状态，周敦颐《太极图说》曰："无极而太极，太极动而生阳；动极而静，静而生阴。静极复动，一动一静，互为其根。分阴分阳，两仪立焉。阳变阴合，而生水火木金土，五气顺布，四时行焉。五行一阴阳也，阴阳一太极也。太极本无极也。"王宗岳《太极拳论》曰："太极者，无极而生，动静之机，阴阳之母也。"太极是道之动，道之显，道之有，无极是道之静，道之隐，道之无。道之有无，统一于生命个体那当下一刻。太极，阴阳之母，阴阳，万有之根。太极为一，是阳光太阳，是生命疾病，是母体和婴儿。太极是一种状态、一种过程、一种方法、一种规律，包含宇宙间一切事物的状态和过程，是万物最普遍的运动形式规律，是推动事物发展变化的最佳方法。归一，是一种追求，追求完美和谐的太极态，它弥散于一切事物内在之中，存在于万物无形之理中，隐于万物之形态中，在我们的意识，在我们身体的自我疗愈过程中。

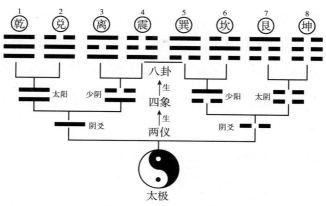

图 1-12　网摘八卦生成图

太极运动变化后的两仪，即阴爻阳爻，成为八卦最基本的元素。阴爻用 – – 表达，阳爻用—表达。这两种爻的表达便成为八卦最基本的符号，宇宙万物的性能即由这阴阳两气互相交融演化而成（图 1-12）。

太极，是阴阳构成的个体和整体，是阴阳之混沌，乃无象之相；阴阳，是对称、平等、性质相反、作用有别的万有之样本空间；无限的阴阳鱼，各有趋向于无穷小的尾，和象征着无穷大的头；阴阳在无穷大与无穷小之间变化，阴盛极处，有一无穷小的阳点，阳盛极处，有一无穷小的阴点；两个奇异点，表明阴阳互为其根互相包涵，阴阳相成有无相生；阴生于阳，阳生于阴，阴中有阳又阳中有阴，柔中有刚又虚中有实；阴之极盛潜伏着它的极弱，阳之极弱隐藏着它的极强，极而反；阴

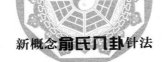

阳归隐无极是道之无，阴阳和为太极是道之有，有无相生；阴阳变化无限，一动一静，一开一合，亦刚亦柔，亦方亦圆；阴阳是中国古人认知事物变化的根本观点：对于人类来说，男人是阳，女人是阴。有男人就有女人，没有女人就没有男人。男人或者女人，是不可以单方面成立的。对于树木来说，树冠是阳，树根是阴。有树冠就有树根，树冠或者树根，是不可以单独存活的。对于一日来说，白天是阳，夜晚是阴。天、雷、水、山曰阳，地、风、火、泽曰阴。阴阳是同一个事物中的对立统一的两个方面。日月为易，像阴阳也。易，变化也；变化，阴阳也；阴阳，万有也。阴阳成对出现，不可能单独存在。

　　将阴爻和阳爻以某种形式进行排列，从而得到四种变化形式：太阳、太阴、少阳、少阴，亦称为"四象"。由四象再进行排列组合，便成了八卦，这也就是老子《道德经》所说的"道生一，一生二，二生三，三生万物"之意。也就是说宇宙万物由最初始的"一"的太极态，经过相对运动而产生二爻，又不断运动变化产生三爻的复杂变化过程，三爻组成的八卦及延伸，便成为可以演绎宇宙一切事物的符号代表。阴阳，是两个属性对立统一的样本空间。阴又包含阴阳两部分，由一对阴阳构成。阳又包含阴阳两部分，由一对阴阳构成。天地水火风雷山泽，阴阳演化永无止境。古人用能够观察到的自然界最大的八大事件，来阐述我们生存的这个环境，并由此引申出人与自然社会的各种关联，说明人与自然是可以通过八卦这个载体进行互动的。通过互动而归一，回归人与自然的太极态。那种和谐、完美、自然而然的存在态，是阴阳万物之间的内在平衡，是周而复始，永不停息的动态趋稳态。归于道，归于一，归于自然，顺应自然。我们臣服于自然的一切，自然让生命本身与道合而有所存。

八卦就是乾、坤、震、巽、离、坎、兑、艮。在方位上表示东、西、南、北、东北、西北、东南、西南八个方位，一一对应了天文和地理上的方位。在物质上则乾为天、坤为地、震为雷、巽为风、兑为泽、艮为山、离为火、坎为水的八种自然现象，在阴阳五行上，乾、震、坎、艮为阳，坤、巽、离、兑为阴，同时乾、兑为金，坤、艮为土，离为火，巽、震为木，坎为水，八卦阴阳五行分明。在人伦中则为父母和三对子女，为一家八口。在《黄帝内经》中则对应人体内的五脏六腑和身体各个部位，这在传统医学上有广泛的应用。八卦后来衍变出了六十四卦而成《易经》，与现代医学认为的人体六十四个遗传密码相吻合。古代先贤经过长期对自然社会的观察、顿悟，以八卦8个符号（或六十四卦）来对应天、地、人这自然宇宙的一切。八卦分为先天八卦和后天八卦。先天八卦卦序乾、兑、离、震组成 S 的上半部，为逆时针方向转动运行；巽、坎、艮、坤组成 S 的下半部，为顺时针方向旋转推进，上、下部构成 S 旋形转向，这是天体运动的写真，许多天文地理现象都印证了这一点。太阳与地球的运行轨道——"黄道"，就属于 S 型。地球自西向东绕轴顺行自转，地轴与黄道面夹角总保持在 66 度 34 分。地球一年围绕太阳转上一圈，太阳在地球上形成了一条古人称之为"黄道"的 S 曲线。横 S 的两个波峰一个是"冬至"，一个是"夏至"，这个横 S 周围一共分成 24 份，即二十四个节气，这些都说明了八卦乃天道，是真实不虚的规律存在。

5. 八卦符号读法、卦性及六十四卦

八卦又有八经卦与六十四别卦之分，八经卦是以不同组合按三重叠的方式叠合演化而成。

八经卦各有三爻组成，分别是：

乾 qian	乾三连 ☰	阳金
坤 kun	坤六断 ☷	阴土
坎 kan	坎中满 ☵	阴阳相和之水
离 li	离中虚 ☲	阴阳相和之火
震 zhen	震仰盂 ☳	阳木

巽 xun　　巽下断☴　　阴木

艮 gen　　艮覆碗☶　　阳土

兑 dui　　兑上缺☱　　阴金

性象：纯阳，属阳金。性刚健，象位在上，为天，为圆，为球形，为首，为单独，为圆形果实，重矿石，色深红，身体健壮、体寒骨瘦之人。

人体：头、胸部、脊柱、大肠、精液、骨骼、男性生殖器。

疾病及症状：头面之疾、筋骨疾、肺疾、骨疾、寒证、结肠病、硬化性疾病、老年病，急性病、变化异常之病。

人物性格：武勇、果决、重义气、动而少静、威严、开明豁达、自尊、正直、勤勉、骄傲、霸道、任性、固执。

凡质刚阳性以及向上的自然和社会事物均归为乾卦类。

性象：纯阴，为阴土。性柔顺，为众多、为毛发、

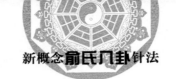
为汗孔。为地，象位在下。

人体：腹部、脾、消化系统、主肌肉、盆腔、足。

疾病及症状：腹部消化系统疾病、食滞、湿重、皮肤病、湿疹、疣、中气虚弱、慢性病、癌症。

人物性格：为多重性格，温厚柔顺、恭敬谦让，贞节、俭约、守信诚实、懦弱、多疑。

凡属阴性的，质柔的，向下的事物均归为坤。

性象：阳卦，为阴阳和合之水。为中男，为湿地，水中物。有四周向中心聚拢之象。为肌肉附骨之象，应象为椎骨、上臂、大腿等。

人体：肾脏、膀胱、泌尿系统、性器官、血液循环系统、耳、背、腰、脊骨。

疾病：泌尿系统疾病、血液病、出血症、消渴症、免疫系统疾病、病毒性疾病、浮肿、耳痛、中毒、生殖系统疾病、腰背疾病、心脏病。

人物性格：外柔内刚、善谋多智、多欲、多心计、奸诈、捧上压下、随波逐流、做事无主见。

性象：阴卦，为阴阳和合之火。为中女，质柔，为阴中有阳，阴中有刚之性，中空之物。由中心向外辐射之象，离卦外实中空，两边硬，中心软。

人体：头、眼、心、脑、小肠、前臂、小腿，所有腔体如：腹盆腔、颅腔、眼眶、关节腔等。

疾病及症状：心脏病、眼病、烧烫伤、灼伤、放射性疾病、乳腺病、热病、炎症、血液病、妇科病，血压疾病、囊肿扩散性疾病、肥大症（前列腺肥大或增大、心脏肥大）。

人物性格：依赖性、聪明孝顺、虚心处事、知书达礼、易冲动、内心空虚。

性象：阳卦，质刚，性动，为雷。主动痛。下动上静者，均属。

人体：足、腿、肝脏、神经、筋、右肋、右肩臂。

疾病及症状：足疾、肝经之疾、精神病、多动症、神经衰弱、咳嗽、声带咽喉病。

人物性格：动而少静、勤奋、有才干、仁慈直爽、性急易怒、心烦急躁、自尊心强。

性象：阴卦，性入，为风。柔中有刚，静中有动之物，进退往来，渗透，细长物，茎枝藤类药。

人体：下静中上动之象，颈肩结合处、腋周、髋周、虎口、指掌关节处、经络神经、头发、气管、胆、肱骨、呼吸器官、人体管道系统。

疾病及症状：胆疾、肱骨之疾、中风、感冒、风湿、神经痛、抽筋、支气管炎、哮喘、忧郁症。

人物性格：柔和、细心、责任心强、仁慈直爽、极爱清洁、心志不定、反复无常、无决断力。

性象：阳卦，质刚，性止，定。肿痛包块，指，鼻，脾，子宫。棕黄色根类药，凡是远粗短，近细长，均属艮卦，主要有头颈、阴茎、乳房、鼻子等。艮是阳气的终止卦，主止，人体最远端终止处，均为艮卦所属，如头、手指、足趾。

人体：鼻、背、手足背、关节、骨、胃、皮肤、乳房。

疾病及症状：脾胃病、鼻炎、手足腰背麻木病、关节病、肿瘤、结石、气血不通症、血液循环不畅通、癌症。

人物性格：憨厚、安静、笃实、保守、固执、诚实。

性象：阴卦，质柔，为泽。潮湿，易损物，质轻矿石，介壳类、叶类药。

人体凡具开合之象者，均属兑卦，主要有嘴、眼皮、鼻子、毛孔、女性外阴、肛门、虎口、指掌关节部、髋关节、腋关节等。

人体：口、舌、肺、痰、涎、气管、口角、咽喉、颊骨、牙齿、左肋、肛门、左肩臂、足。

疾病及症状：口、舌、喉、牙齿、咳嗽、胸部、肺部疾病及外伤，食欲不振、膀胱疾病、肛门疾病、性病、贫血、低血压、皮肤病、气管疾病、头部疾病、中风、脑出血。

人物性格：奉承、温和、亲热、和乐、善言能辩、活跃、重感情、感召力强。

重卦：

八经卦再进行排列组合，两两相叠为六个爻组成。得到六十四个由六个爻组成的六爻卦，称为重卦。其排列顺序依次从下往上读为初爻、二爻、三爻、四爻、五

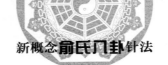
爻和上爻。我们在重卦中规定阴爻为 6，阳爻为 9。如初爻为阴爻，则读作初六，如果是阳爻，读作初九。如三爻为阴爻，读作六三；是阳爻，则读作九三。这六十四个卦经后世文王的演绎，其卦序包含着事物发生发展的顺序规律。据有关学者研究，这卦序还包含着殷周时代的历史变迁过程。

重卦在新概念八卦疗法中有广泛应用，读者可进一步参考有关资料。六十四卦序歌如下：

乾坤屯蒙需讼师，比小畜兮履泰否，同人大有谦豫随，蛊临观兮噬嗑贲，剥复无妄大畜颐，大过坎离三十备。咸恒遁兮及大壮，晋与明夷家人睽，蹇解损益夬姤萃，升困井革鼎震继，艮渐归妹丰旅巽，兑涣节兮中孚至，小过既济兼未济，是为下经三十四。

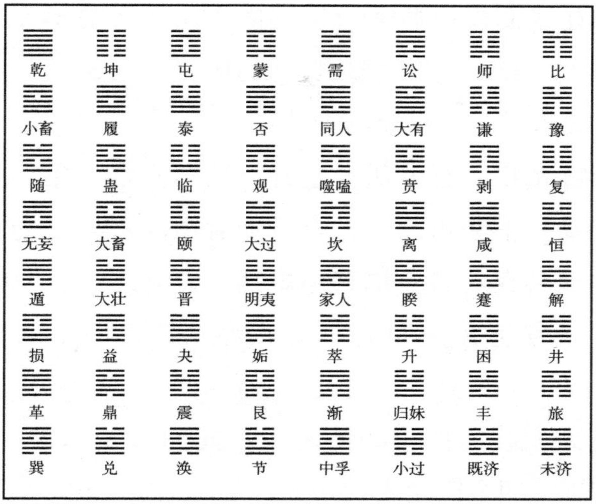

乾	坤	屯	蒙	需	讼	师	比
小畜	履	泰	否	同人	大有	谦	豫
随	蛊	临	观	噬嗑	贲	剥	复
无妄	大畜	颐	大过	坎	离	咸	恒
遁	大壮	晋	明夷	家人	睽	蹇	解
损	益	夬	姤	萃	升	困	井
革	鼎	震	艮	渐	归妹	丰	旅
巽	兑	涣	节	中孚	小过	既济	未济

图 1-13

八宫	八纯卦	初爻变	二爻变	三爻变	四爻变	五爻变	游魂卦	归魂卦
乾宫	乾为天	天风姤	天山遁	天地否	风地观	山地剥	火地晋	火天大有
坎宫	坎为水	水泽节	水雷屯	水火既济	泽火革	雷火丰	地火明夷	地水师
艮宫	艮为山	山火贲	山天大畜	山泽损	火泽睽	天泽履	风泽中孚	风山渐
震宫	震为雷	雷地豫	雷水解	雷风恒	地风升	水风井	泽风大过	泽雷随
巽宫	巽为风	风天小畜	风火家人	风雷益	天雷无妄	火雷噬嗑	山雷颐	山风蛊
离宫	离为火	火山旅	火风鼎	火水未济	山水蒙	风水涣	天水讼	天火同人
坤宫	坤为地	地雷复	地泽临	地天泰	雷天大壮	泽天夬	水天需	水地比
兑宫	兑为泽	泽水困	泽地萃	泽山咸	水山蹇	地山谦	雷山小过	雷泽归妹

图 1-14

现在我们仅以后文所提到的周天8穴中相关卦来简要了解下重卦。至于完整六十四卦（图1-13、1-14），请参阅有关工具书，本册不予抄录。

天雷无妄：石中蕴玉之卦，守旧安常之象。上为天为乾为动，下为雷为动，有行动之象。不要妄动，多则乱，乱动必有灾咎。也有不虚伪、意外之意。我们在新概念里，常把乾震组合称为无妄八针，用于颈椎病的治疗。

雷天大壮：抵羊触藩之卦，先曲后顺之象。壮大、昌盛。连续四个阳爻表示壮大、阳气隆盛，也象征君子。

雷水解："春雷行雨之卦，忧散喜生之象。"内为坎为险，外为震主动，动而出困难之境，解除困难。有瓦解、消散之象，具有解决问题，解除困境的意象，我们将新八卦针法震坎卦所在的大椎区域定为第一解穴。

水雷屯：龙居浅水之卦，万物始生之象。上为坎水，下为震木，雷行雨施、滋润草木与万物，有生的含义。屯为草木萌芽于地，但萌芽过程既充满生机又有艰辛；还有停顿、囤积、驻扎之意。测事有集货、囤积之象，或事物刚刚形成、生成之意。我们说水是生命之源，六十四卦序中，乾坤之后就是屯卦，已经非常明确地表达了生命之源的秘密。

水山蹇：飞雁衔芦之卦，背明向暗之象。困难、跛脚。下艮止、上坎险，山高水深，前途艰难，止步不前。

测事多有因某人事物绊住或蹩脚而难以进行。

山水蒙：人藏禄宝之卦，万物发生之象。启蒙、蒙昧、教育。万物生成后接着是幼稚蒙昧时期，教育为当务之急。测事主事情刚打算（或开始），为事物初始阶段。

山地剥：去旧生新之卦，群英剥尽之象。艮山居外卦，山高而危必剥落；阴爻成长，剩一阳爻已到极位，要谨微慎行，不可贸然行动。有剥落、掉下、侵蚀之意。此卦阴盛阳衰、阴阳不均衡，小人得势，宜隐忍、待机而动。测官运多剥官降职、降薪。

地山谦：地上有山之卦，仰高就下之象。谦逊。内止外顺：内心知道抑制，外表柔顺（谦虚的态度）。艮山应高于地，但将自己贬到地下，也是谦虚形象。

地风升：灵鸟翱翔之卦，显达光明之象。土在木上，巽（棺木）：有棺木入土之象。占人疾病有将棺木抬到山上掩埋，人死入土之象。占仕途有晋升、升职之象，为寻求升职，能否上升还要看具体卦爻的生克。

风地观：云卷晴空之卦，春花竞发之象。上风下地为风在地上、万物滋生、国运昌盛、求官得爵之象，有观看、观望、等待、展示之意。将道义展示于众人（坤）前，树立威严权威的意思。占卦多有外出旅游或参观、展览之象，或等待观望。

风火家人：入海求珠之卦，开花结子之象。为叙述

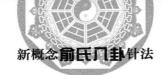

家庭伦理关系，特别强调主妇在家中地位，主妇正则一家正。占事往往主家庭内部事。

火风鼎：调和鼎鼎之卦，去故取新之象。鼎为食器、君主权威的宝物，也是祭器，有时将法律条文铸于鼎上，以示庄重，新君登位，第一件事是铸鼎，颁定法律，以示吉祥。所以鼎主隆重，属调和鼎鼎之卦，去故取新之象。

火泽睽：猛虎陷阱之卦，二女同居之象。有背离、违背之意，序卦传："家道穷必乖，故受之以睽，睽者，乖也。"有因家中贫穷而人心背离、分散别离之象。测婚、测合伙生意，多有离婚、散伙之象。

泽火革：豹变为虎之卦，改旧从新之象。革为皮革。上兑为润泽，下离火，兽皮润泽水后在火上烤，制成皮革。革引申为改革、革新、革命。比喻人事：移风易俗，实现革新，社会才能进步。测事有改变原来从事的事业，另谋新方案或出路之象。有废除老旧的、原来的而谋取新的含义。占卦多主改行换业，变革换新。

泽天夬：反目成仇之卦，险中求利之象。决断、决裂。五阳一阴象征强大的阳将阴切断，有哭泣、判决官司之象。

天泽履：物畜然后有礼，故受之以履。如履虎尾之卦，安中防危之象。有妇人裸体之象，占婚主女人不正。履为实践、履行。

古人以大宇宙为背景，将宇宙（狭义为天地）间的万事万物系统归纳为天地、日月、雷风、山泽这八类最具代表性的事件。这宇宙间的八大事件及其引申的事物均被包纳在这八大符号之中，这以一推八，八推无穷，大无外，小无内的思维，显示了华夏先贤的高度智慧。

在《新概念俞氏八卦针法》一书中主要应用俞氏掌全息，人体区卦对应及周天8穴，奇经八脉应卦穴，参照传统卦性进行选区治疗，选择与所治疾病具有相应之性的卦区，在头、手掌、脐、四肢等部位定位施治。八卦为宇宙全息之象，我们要有向虚空要能量的思维。用八卦疗法时，我们的思维要有大格局，要有天地人同构的格局，卦如令，能调遣天地兵将，卦看似平淡，但蕴含无穷信息，选择相应卦区，就能通过宇宙全息波系统隐形指令而充分调动天地能量来作用于人体相应部位，达到平衡人体能量，使人体趋于稳序态的作用，从而达到治疗疾病的目的。

同时，根据所组成的卦爻不同，按同性相斥、异性相吸原理，得出各卦之间存在的相助与抑制平衡关系，用来指导合理配卦。临床应用以二到三卦为宜，能更好地起到补虚泻实的目的（图1-16）。

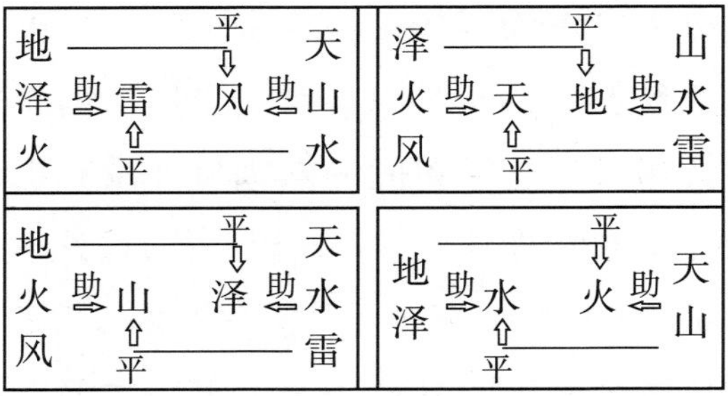

图 1-16

6. 医易相通

《周易》的思维方式就是中医的思维方式。潘毅先生指出：这种思维方式，不是单一的、线性的、对称的、纯逻辑的、顺向的，而是辐射的、多角度的、多层次的、纵横交错的、立体交叉的、逻辑与形象相合、透彻与混沌相映、宏观与微观相参、动态与静态相衬、形而上与形而下相应、顺向与逆向相激的。这种思维方式及其动态性、开放式的结构可整合我们观察世界的不同视角，故能更整体地把握全局，只有这种思维才称得上"弥纶天地之道"，这是一种"智慧"式的思维。

中医与《周易》，有着诸如阴阳、变易、简易、中和、整体、象数、趋时、位变、顺势等相通的思维观。明代医家张景岳在《类经附翼·医易义》中说："天地之道，以阴阳二气而造化万物；人生之理，以阴阳二气而长养百骸。《易》者，易也，具阴阳动静之妙；医者，意也，合阴阳消长之机。虽阴阳已备于《内经》，而变化莫大乎《周易》。故曰：天人一理者，一此阴阳也；医易同源者，同此变化也。岂非医、易相通，理无二致？可以医而不知《易》乎？"

《周易》与医的研究对象虽有不同，但本质上却是阴阳一理，实质是将《周易》"推天道以明人事"的功用结合医学内容演绎了一遍。《周易》关注的是"天地之道"；医重视的是"人生之理"，"天地之道"在于"以阴阳二气而造化万物"，"人生之理"则在"以阴阳二气而长养百骸"，其理均在阴阳二气之用，天人相应，医易相通、同源，是因为它们均建立在以阴阳变化为规律的自然整体观基础上，哲学之道与医学科学之理在交错贯通。易与医的差异主要体现在阴阳的广度、深度及层面上，故"虽阴阳已备于《内经》，而变化莫大乎《周易》"。张景岳说："学医不学《易》，必谓医学无难，为斯而已也，抑孰知目视者有所不见，耳听者有所不闻，终不免一曲之陋。"孙一奎也说："不知易者，不足以言太医……彼知医而不知《易》者，拘方之学，隔之见也；以小道视医，以卜巫视《易》者，亦蠡测之识，窥豹之观也，恶足以语此。"《易经》所揭示的"天地之道"是宇宙普适的本质和规律，可涵盖一切领域，大道自然可包含医理。正是"易之变化出乎天，医之运用由乎我。运一寻之木，转万斛之舟；拨一寸之机，发千钧之弩"（《类经附翼·医易义》）。这些，都充分说明了学习《易经》的重要性。

二、历史流传的三种八卦模型

1. 先天八卦图及规律揭示

先天八卦（图 2-1），又称先天八卦方位，相传先天八卦图为伏羲氏所创，《易经·说卦传》曰："天地定位，山泽通气，雷风相搏，水火不相射，八卦相错。数往者顺，知来者逆，是故易，逆数也。""天地定位"山泽通气"雷风相搏""水火不相射"，每一句都是两个相对方位的卦。

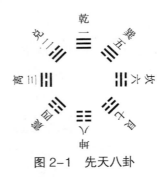

图 2-1　先天八卦

天地定位：乾为天居南，坤为地居北；

山泽通气：艮为山居西北，兑为泽居东南；

雷风相搏：震为雷居东北，巽为风居西南；

水火不相射：离为火居东，坎为水居西。

　　以地球为观察点，天在上，地在下，乾为天于上，坤为地于下，此为"天地定位"；太阳东起西落，月亮西起东落，离为火，代表太阳，坎为水，代表月亮，于是离置于东，坎居于西，此为"水火不相射"；风雷相伴，山泽相依，于是"雷风相搏""山泽通氖"，成卦而排在四隅角，就形成了先天八卦布局。

　　《周易》以阴阳为道，先天八卦的排列与阴阳学说的基本内容有很大的关联。明代赵仲全《道学正宗》古太极图，以四条线贯通分制太极图为八个扇区，则见八卦的卦形与各自正太极图扇区之间，是直接一一对应的关系。

　　先天八卦图主要讲阴阳二气的运转规律，也即一年四季，气候变化，其方位为乾南坤北，离东坎西，震东北兑东南，巽西南艮西北。《周易说卦》中对伏羲先天八卦图的解释，也说明先天八卦的排列形式为南北乾坤相对，东西坎离相对，艮兑相对，震巽相对。据北宋著名易学家邵雍解释："自震至乾为顺，自巽至坤为逆。"也就是说，我们看先天八卦图时的次序为：震离兑乾巽坎艮坤，明确说明了阴阳二气的运行规律，也是一阳初生而成震☳，二阳相搏而成离☲，阳奉驱阴而成兑☱，三阳盛极而成乾☰，阳极而生阴，一阴内生而成巽☴，二阴相搏而成坎☵，二阴驱阳而成艮☶，三阴盛极而成坤☷。这周而复始，循环运动的变化规律揭示了宇宙一气周流，阴阳二气运动变化的总规律。先天八卦是天地阴阳二气的运动规律，是人如何适应"阳极成阴，阴极成阳，阴阳二气互根互生，相互运动"的内在总规律的符号表达。

在先天八卦图中相对两卦的先天数总和为9，乾1坤8离3坎6震4巽5艮7兑2。其两两相对之卦阴阳爻数为6，阴阳爻之比为3∶3。其同位之爻均呈阴阳相配，从而揭示了宇宙之平衡总规律，也即宇宙一切事物必有其相对应的另一面，且保持相对和谐平衡。在新概念八卦疗法应用中，我们利用先天八卦图所揭示的宇宙总规律，进行布局施针，以达到平衡阴阳，协调人体一气运行，达到人体相对稳序态的健康的目的。纵观伏羲先天八卦图，我们看到：

相克之序为：艮土→坎水→离火→兑乾金→巽震木→坤（图2-2）。

相生之序为：艮（阳土）→兑（阴金）乾（阳金）→坎（阴阳）→震（阳木）巽（阴木）→离（阴阳）→坤（阴土）（图2-3）。

有规律的8字生克轨迹表明宇宙自然万物非永恒存在的，而是必然走向消亡的规律，生生死死乃宇宙万物的规律。既然宇宙规律是相克而亡的，是轮回的，我们更应该把握当下，"永恒"只是人类永远的梦想。在新概念八卦疗法中，强调对于当下不适症状的解决，迅速调和当下阴阳二气的相对偏稳态，充分发挥天地人三道之力，从而逐渐达到恢复人体稳序态平衡的目的。先天八卦言天地，太阳月亮为体，这可以理解为是站在太阳、月亮、地球三者的角度，来反映宇宙规律。根据先天八卦揭示的这些规律特点，有些八卦类针法可直接套用先天八卦图而应用于临床。

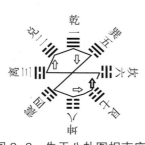

图 2-2　先天八卦图相克序

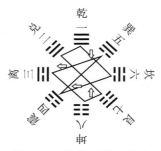

图 2-3　先天八卦图相生序

2. 后天八卦图及规律揭示

后天八卦图（图 2-4）又称文王后天八卦方位图，此图历代以来便是易学、占卜等领域应用最广的一个图。《说卦传》曰："帝出乎震，齐乎巽，相见乎离，致役乎坤，说言乎兑，战乎乾，劳乎坎，成言乎艮。"

后天八卦以坎离震兑为四正卦，乾坤艮巽为四隅位。

综观后天八卦图，除坎离两卦其先天数和为 9，两卦阴阳相配，爻数等比外，其余六卦其对应关系杂乱无章，已经失去先天八卦所揭示的宇宙对应（图 2-5）。

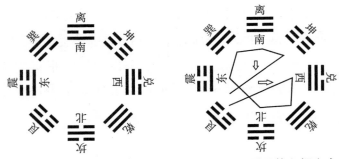

图 2-4　后天八卦图　　　图 2-5　后天卦之相生序 1

再看后天卦之相生关系轨迹：艮（阳土）→兑（阴金）乾（阳金）→坎（阴阳）→震（阳木）巽（阴木）→离（阴阳）→坤（阴土）（图 2-6）。

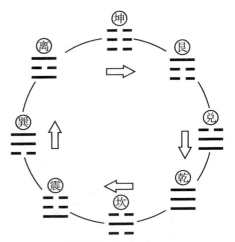

图 2-6　后天卦之相生序 2

其轨迹呈有规律的环状相连，寓意生生不息，其相克之序为：艮土→坎水→离火→兑乾金→巽震木→坤（图2-7）。其如风筝状，虽有生克但不甚对称完美，虽后天八卦在临床上被广泛应用，然人云亦云，究其实质，似乎仍有可以改良之处，出于这些的想法，我开始了对新八卦模型的悟创过程。

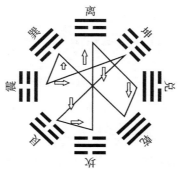

图 2-7　后天卦之相克序

3. 连山八卦图及规律揭示

在本书八卦综述中已经述明，在神农时代出现的连山八卦，被认为主要是用来描述地理风水的。相传其已经失传，但据《易理针灸学》作者陈照先生书中记载，他所描绘的连山八卦图（图2-8）。

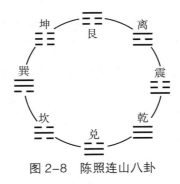

图 2-8　陈照连山八卦

4. 陈照连山八卦对应人体经络

台湾学者陈照先生在《易理针灸学》一书中，推衍出八卦对应人体经络的关系如下：

乾应胆经、膀胱经，坤应肝经、肾经，坎应胃经、离应脾经，震应大肠经，巽应肺，艮应小肠经、三焦经，兑应心经、心包经。

综观连山八卦图，其相对卦的先天之数和均为9，如艮7兑2和为9，巽5震4和为9，乾1坤8和为9，坎6离3和为9。其相对卦的总爻数为6个爻，6爻均阴阳相配，阴阳之比为3：3，呈阴阳平衡，完美对称。以八卦对应五行，推衍其相生之序（图2-9）。

艮坤土→乾兑金→坎水→巽震木→离火。

可见连山卦的五行相生序呈对称8字形轨迹。

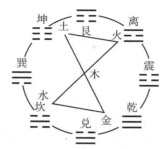

图 2-9　连山卦五行相生序 1

按照万物生于土，灭于土之说，连山卦的相生之序则为（图 2-10）。

艮（阳土）→兑（阴金）乾（阳金）→坎（阴阳）→震（阳木）巽（阴木）→离（阴阳）→坤（阴土）。

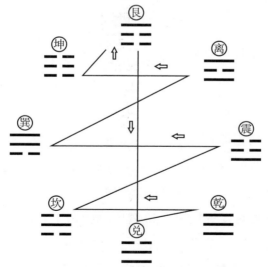

图 2-10　连山卦五行相生序 2

其相克之序：艮土→坎水→离火→兑乾金→巽震木→坤土，也呈对称双 S 字形轨迹（图 2-11）。

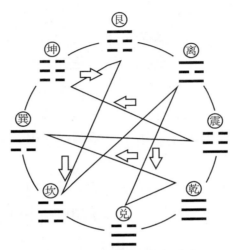

图 2-11　连山卦五行相克序

台湾针灸名家陈照先生所著《易理针灸学》一书中记载据此易理进行针灸实践取得显著疗效，然据《周易大全》所言，连山卦为一风水用图，但应用于人体依然有良效？我想原因就在于"天地大宇宙，人身小宇宙"。尽管文王八卦连山八卦并非为人体特设，但他们所依据遵循的都是天地阴阳运行总规律，也是人体这个小宇宙所必须遵循的客观规律，自然也就适用于人体了。

综上所述，先天八卦图为万物万象之形，所揭示的是宇宙本来就存在的自然之道。阳气上浮而居上，阴气下流而居下，日出东方落于西。东北起雷，西南秋风厉，东南翠而西北多山。后天八卦为顺生万物之象。春生夏长秋收冬藏，南方为火草木茂盛，北方为水敛藏万物，东木旺于春，西金旺于秋，巽木立东南为春夏之交之万物。坤土西南，夏末秋初草木归而地得滋养。艮土东北为终止，冬春之交万物凋零。乾于秋末冬初，为西北为阴阳相搏而草木损。连山八卦作为神农时代的产物，被赋予了更多的符合那个时代兴起的风水学内容，它集完美的生克于一图，暗示人与自然的相依相存的关系，说明自然风水与人类是息息相关的。

人是万物之灵，宇宙的缩影，那么是否有一套更适应于人体且又符合自然大道的新八卦模型，用来指导我们人体适应自然，祛病疗疾呢？

三、杜建华新概念针灸学体系介绍

恩师杜建华先生，现任加拿大北美中华国医学院院长，世界八字疗法协会会长，于十几年前创立并出版了《新概念针灸学》一书，为针灸学理论的进一步完善和规范做出了重大贡献。我有幸聆听先生十余年的教诲，在《新概念俞氏八卦疗法》一书的创作中，恩师给予了极大的鼓励和帮助，在此深表感谢。杜建华先生在数十年的临床教学工作中，认为现有的针灸理论体系是紊乱而不够完善的，由此他不断总结、反思、心悟和体悟，最终建立了《新概念针灸学》一书的体系（图 3-1）。

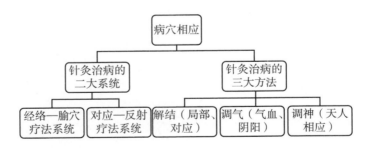

图 3-1 《新概念针灸学》框架图

（一）主要内容

该体系的主要内容，简单地说就是"一、二、三"。

1."一"就是一个理论，病穴相应的理论。该理论体系目前的几个内容介绍如下：

（1）人身无处是穴，人身处处是穴。

（2）无病无穴反应，有病就一定能找到所对应的穴反应。

（3）穴位具有四维特性：病变穴移，病愈穴消。

穴位是一个活的、有灵气的、具有四维特点的点（区）。什么是四维特点？三维是空间，有了三维空间的话，它（穴位）就有可能大、有可能小，另外，它跟着时间的变化而变化，这便是四维特点。

（4）以骨为准，以痛为俞。

（5）病性定穴性，穴性呈病性。

通过穴位来看到底是什么病，可以根据"病穴相应"的原理，选择针具及深浅。

（6）天地是大宇宙，人体是小宇宙，和谐共生，阴阳调和则无病。

（7）病穴相应的关系在人体中以立体阴阳鱼的方式呈现。

（8）穴与穴、穴与病、病与病的关系。它们不仅仅是通道关系，更是能量关系。

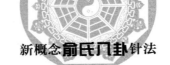

（9）至大无外，至小无内。

2."二"就是两大系统，我们用针灸治病有两大系统：一个是经络腧穴疗法系统，一个是对应反射疗法系统。很多疗法可以归到这个系统里来，《新概念俞氏八卦针法》一书属于这两套系统的集合。

3."三"就是针灸治病时我们用的手段，基本上可以归到这三种方法里面：第一个调形神，第二个调气（调气血阴阳），第三个就是解结。在《新概念俞氏八卦针法》一书中，我们将《新概念针灸学》一书融入体系中而进一步提高疗效。

（二）杜建华先生授课文字稿

下面为网摘老师的讲课文字稿，大家欲进一步深入学习，请关注老师微信公众号天易健康及登录北美华国医学院网站。

杜建华讲课文字稿：

由于机缘的巧合，我七岁开始，跟一位民间中医师学习中医。我后来也拜了很多老师、师父，也读了大量的经典的书籍，研究了很多病案。在这个过程中，有很多的痛苦、困惑和不解。一般说来，学习针灸要从最经典的书籍读起，如要从《黄帝内经》开始读。我们知道《黄帝内经》分成《灵枢》和《素问》，都是各八十一篇。学习《黄帝内经》确实很重要，是基础。要想把一部《黄帝内经》读懂、读通，是很困难的，需要花费大量的时间。我反复的阅读，深入的理解，对其经文的意思才有了初步的了解。我有时候会用几年的时间思考一个问题；再次读书时，就有了答案。原来答案就在《黄帝内经》中！在学习《黄帝内经》时经常会让我茅塞顿开，拍案叫绝。

在社会浮躁的今天，有多少医生肯花时间和精力去学习经典著作，有多少医生能够真正读懂学通？！

要给患者看好病，就需要医生扎实地掌握基础知识并不断地学习，终其一生。

我们要做一个明明白白的针灸人，而不要稀里糊涂。我认为大部分针灸科医生，都是稀里糊涂地学，至于扎得对与不对，自己也搞不清楚。为了要做一名明明白白的针灸科医生，必须要学习研究古籍经典，尤其是《黄帝内经》。《黄帝内经》很难读懂，那就需要有一个过渡的方法，也就是学习《新概念针灸学》，这本书为学习针灸学建立了一个概念性的框架。

《新概念针灸学》一书论述的不是一种针法，而是一种完整理论体系，同时，它对临床具有非常强的指导意义。

我从小学的是传统针灸学，包括经络、腧穴，非常熟悉，因为这个都要背。我写有《三百六十五个情人的故事》，把穴位当成情人来看。我会跟大家讲经络穴位数怎么记，十多分钟，就可以记得滚瓜烂熟，包括五输穴，也就是"井荥输经合"等等，这些都是传统针灸里面的东西，很重要。

当我们看古代文献时，会看到古人的很多针灸病案疗效非常之好，而今天的诊病效果并不理想，是什么原因？这个问题一直困惑着我。在长期的针灸实践过程中，我自己在摸索，同时也拜了很多老师，学习了很多民间的疗法。一些民间疗法疗效很好，但不能用针灸书上讲的针灸理论来解释，且解释不通，但是它确实行之有效。那就说明：现有的理论有局限性，或者换一句话说，需要建立一些更广泛的理论来解释民间的一些做法。这样一来，我们必须要对经络、腧穴这些最基本的概念做出一些新的解释。到底什么是经络？到底什么是穴位？难道穴位就仅仅是我们说的三百六十五个穴位吗？另外，耳穴，国际标准是一百个不到，但是临床上有的人搞了两百多个，更有的人写的书快要到上千个了。小小的一个耳朵上那么多穴位，这个现实吗？人身上也是，今天张三发现了一个穴位，明天李四又发现了一个穴位，杂乱无章、毫无头绪。这些问题需要找到一个方法来解决，《新概念针灸学》就是来解决这个问题的。

1.《新概念针灸学》理论框架

第一，"病穴相应"理论；第二，"经络、腧穴疗法系统"和"对应—反射疗法系统"两大系统（我首先提出）；第三，"调神""调气"（阴阳、气血）和"解结"

（与调形相结合）这就是所谓的"三大途径"。

（1）"病穴相应"理论

"病穴相应"，涉及三个方面：病、穴、病和穴。

先简单地讲一讲"穴"。我们以前在书上、在学校里学穴位的时候，三百六十多个穴位，如手太阴肺经 11 个穴位、手少阳三焦经 23 个穴位，等等。为什么叫足三里？为什么叫阳陵泉？阳陵泉什么特点？阳陵泉是胆经上的一个穴位，为什么叫它"筋会"？解溪穴是足阳明胃经上的第 41 个穴位，等等。我随便举例子了，我们都这么学的。

但是在临床上，当我们和患者接触以后，就会惊讶地发现：对穴位的理解，书上的知识远远不够用！因为书上告诉你的很清楚呀：足三里就在这个位置上；解溪穴就在脚的那个系鞋带的地方，都是固定的。甚至有的书上说了，这个穴位就是像米粒那么大，有的说像小米那么大，有的像针尖那么大等等。对还是不对？

我从事针灸医疗的时间，也近 50 年了。7 岁的时候，第一次针灸是跟一位师父学习，而穴位到底是怎么一回事，我以前一直困惑。后来在临床工作中发现，原来穴位不像书上讲的那样，穴位不是死的！足三里这个点，今天有可能是像米粒那么大，明天有可能像黄豆那么大，问题是，你的病是怎样的？病好了，这个穴位就没有了。这个点在，但是穴的所有反应就没有了。当患者患病时，

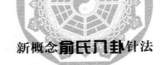

医生按某个穴位，他酸痛，当病好了，再按就不酸不痛了。穴位不应该是死的，它应该是一个活的、有灵气的、具有四维特点的点（区）。什么叫四维特点？三维是空间，有了三维空间的话，它（穴位）就有可能大、有可能小，另外，它跟着时间的变化而变化，这便是四维特点。因此，同样扎足三里这个点，第一天我可能扎这个点，但第二天，我一定会用左手去揣穴、去找，随着病情的变化，所对应的这个穴随之变化，随变化才能找到最佳的点。通过左手揣穴，用手感找到最佳点，然后进针。长期的临床经验告诉我，这个效果，要比你死守的那个点要好得多。

因此，我把"病穴相应"总结了九条。以前在书稿上、在一些资料上，我介绍了三条，后来介绍了五条、六条。在"新概念针灸学"学习班视频上面我给大家讲了九条。这个九条是完整的。包括"人身无处是穴，人身处处是穴""以痛为腧、以骨为准"，还有"病性定穴性，病性呈穴性"。

大家想想看，"病性定穴性，病性呈穴性"这么简单的一句话，它包含了很多意思。我可以通过穴位来看到底什么病，甚至我可以根据"病穴相应"的原理，选择用什么针具。为什么用大针，为什么用小针？扎得深、扎得浅？"以肉治肉、以筋治筋、以皮治皮、以骨治骨"，这个皮脉肉筋骨应该怎么做等等，和这个"病穴相应"

里面的关系，是非常密切的。

（2）"经络、腧穴疗法系统""对应—反射疗法系统"

1）第一个，以脊柱（龙骨—龙脉）神经为主的"神经传导系统"。这一套系统基本上现在可以跟我们以前所学的传统经络的"经络—腧穴疗法系统"相对应。而"经络—腧穴疗法系统"，它是严格遵循传统针灸里面十二经＋奇经八脉＋传统的正穴和奇穴等等分布的。至于正穴、奇穴，对于它们的理解认识，大家可以参考我在微信公众号"中医书友会"发表的文章，包括对穴位的理解、认识，在我的眼睛里面，对穴位的看法跟书上讲的是不一样的，这个是第一套系统。我们在针灸治疗的时候，必须要考虑手法、针法。针法和手法当然有区别，也就是说在做一个疗法的时候，如果用的是传统针灸的方法，那么在相当多的情况下，必须要用手法，该补的补，该泻的泻。可能是两补一泻，或者两泻一补，或者用"烧山火、透天凉"，或者用其他的补泻方法。如果没有这个手法，又用了"经络—腧穴疗法系统"，那么疗效相对来说就比较差。这里面大家应该很明白，我已经讲到了为什么今天很多人在大学里面学了五年，又读了硕士、博士，或者做了多少年的临床工作，依然照葫芦画瓢临床效果不佳的原因。老师说扎足三里，就扎足三里。我且不说足三里这个点，你扎针扎得深浅、方向，包括运针的频率，就是扎得都对，而用不用手法，效果就有天壤之别！这个是"经络—腧穴疗法系统"必须要求的。问题是很多人不知道，或者根本就没做，或者不会做手法，这样可能达到古人所说的效果吗？那是不可能的。所以要掌握这套系统，要真正娴熟，必须要练手法！手法不到位，疗效就比较差。

这个是第一套"经络—腧穴疗法系统"，是和我讲的经络的三大系统里面的第一套相对应的。

2）第二个，以骨膜为主的"筋膜传导系统"。就是以骨膜为主，但不仅仅局限于骨膜的筋膜系统。这就是我讲的"对应—反射疗法系统"。"对应—反射疗法系统"的理论来源在哪里？它实际上是来自于经络的第二套系统：筋膜系统。

大家都知道"肝主筋、胆主膜"。人体是被膜所包覆的，全身内外、上下无处没有膜。人要是没有膜的话，就是一堆肉啊。骨头外面有骨膜，肚子里面有腹膜等，膜非常重要。筋膜系统，实际上是"对应—反射疗法系统"的一个基本的原理所在。因此，很多疾病跟筋膜有关系。当筋膜应力不平衡造成了痉挛，造成了很多其他问题的时候，疾病往往就会产生。有些莫名其妙的病实际上就是筋膜的问题，把筋膜调整好了，它就相当于起到了一个"蝴蝶效应"的作用。在伦敦上空一只小蝴蝶扇动了一下翅膀，可能就在大西洋彼岸掀起了惊涛骇浪。当然不是说所有的蝴蝶掀一下翅膀，其他的地方就会有惊涛骇浪，是它正好在某一个时间点、在某一个空间位置上，达到了一种共振的效应。

所以这也就是"对应—反射疗法系统"非常重要的特点。我一再强调，它不在于你用不用手法，而在于你必须定位准确、刺激强度适中。定位范围太大不行，太小也不行，需要非常准确。也就是说在伦敦上空这个某个位置上，蝴蝶的翅膀一扇，那边起惊涛骇浪了，但是在北京上空，一万个蝴蝶在扇翅膀也没用，这个就是我反复强调的这两大系统的特点。

"经络—腧穴疗法系统"，你必须要用手法。"对应—反射疗法系统"，可以不用手法，或者不需要特别强调用手法，但是必须定位准确、刺激强度适中。

这句话的意思就是在"经络—腧穴疗法系统"，扎这一个穴位，你也可以另外一个附近的穴位扎，只要手法对，定位不精准它会有影响，但影响不大。但是在"对应—反射疗法系统"里面，这个点的定位相差一点点的话，效果就完全不一样。

所以这两大系统，是同经络紧密相关的。我所说的经络和传统书上讲的经络概念就不一样，我把筋膜也纳入经络系统。

3）第三个，隐形传导系统。

经络还有第三套系统。第三套系统我用了"隐形"两个字。隐是隐蔽的隐，因为我不想现在给它命名。这

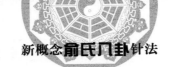

个系统我没有给大家介绍过，这个也不在今天介绍的范围里面。将来有机会，如果有我的弟子，我可能会口传。目前还没想过，要用文字的形式把第三套系统表达出来，但这一套系统也很重要。

一般人如果能够掌握前面两套系统，就是"脊神经的传导系统"跟"筋膜系统"，对应就是"经络—腧穴疗法系统""对应—反射疗法系统"。我觉得基本的问题也就可以解决了，也够了。能够有缘分，我们大家将来一起探讨第三套系统，那当然更好。

因此这样一来，大家就明确了：我所强调的"新概念针灸学"的框架"一二三"，这个"二"就是两套系统。

（3）三大途径的概念

现在谈"三"，三大途径（确切地讲，应该是四大途径）。分别是：①调神，调神这个"调"字，也可以读成diao（四声）字，叫 diao 神。②调气（调气血、调阴阳）

你也可以读成 diao，把气调过来。③解结（与调形相结合）。

在我们一般的书上，研究得比较多的，就是调气血等等，调神研究得比较少，解结，《内经》里面有"解结"这两个字，但是很多人在学针灸的时候他不知道什么叫"解结"，这个"三"是"一二三"的三大途径。

实际上应该还有一个："调形"。调形很重要，只是我们有时候可以把"调形"与"解结"结合起来，把它归成一类也可以，但把它分开更清晰一点。

"调形"非常重要。这个形不正，人的气血各方面就会有问题。在我的临床经验上，一个患者来了以后，我会瞄他一下、看一下，不用他张口，从他走路的姿势，肩膀的高低，脸部的表情，有的嘴角的变化，眼角、嘴角等等，鼻梁正不正，诸如此类的这个痕迹，你基本上已经了解到一些问题。

再一个就是绝大多数的患者来了以后，你如果能够把他调一下形，把他人形不正的地方调一调，比如髋关节出问题了，或者说脊柱歪了等等，70%～80% 的病已经差不多了。也就是说，绝大多数患者，你不用扎针，不用吃药，你先调一调。你如果不会正骨，也没关系，你给他按摩一下，其实已经把他的身体状态调整了一下。哪怕你拉拉他的手，就是抖一抖，腿抖一抖。有些男的，那我就背他，两个人背靠背这么抖，很多稀奇古怪的病就会好了。实际上，让他紧张的一些不平衡的筋膜系统得到缓解，或者得到平衡，病情便得以减轻，这个非常重要。

以前我都是这样，先检查一下，整个人的形正不正，比如有没有长短脚，整个身体从背部、臀部、大腿、小腿到足底，温差的变化，上下左右，马上心里面就有底了，是怎么一回事。整个脊柱一检查，即可。给他一调整，他立马就感觉到不一样。老外甚至于有时候就给我讲："哎呀，杜医生啊，怎么你给我整了一下以后，我就觉得我的能量充足了。"因为老外只知道说能量嘛，他不知道什么气不气的。或者觉得人通畅多了，有的比较夸张，觉得又活过来了。实际上，给他形调一调，这一点我希望大家引起重视：先调形。调形以后，你当然可以用调神、解结、调气的方法来治疗，这个就是三大途径（或者四大途径）的一个介绍。这样我就把"一个理论""两大系统""三大途径"给大家基本上做了一个解释。

通过前面的讲解，我们把针灸里面最基本、最重要的概念"经络"搞清楚了。也就是说，"经络"不是大家以前简单地学的十二正经＋奇经八脉，这二十条经。它远比这个要复杂，它还包括"筋膜系统"等。由此，引出了现在最简单的两大系统，你们只要记住两大系统就可以了：一是"经络—腧穴疗法系统"，一是"对应—反射疗法系统"。

当学习一种针法时，首先要分析，它是属于两大系统里面的哪一套系统；或者是两大系统里面的哪一套为主，因为有的针法是两大系统里面都有，可能以某一个为主。那你在做的时候，到底要不要做手法？或者定位是不是要准确？这些就非常非常重要。比如，有很多人学头皮针。现在头皮针，有人学的是山西焦顺发先生的。

焦先生的头皮针，熟悉的人都知道，他是制定了国际标准，有舞蹈区、运动区、语言区等。实际上，这个就是一个投影，就是一个"对应—反射疗法系统"。而朱明清先生的头皮针，同样是头皮针，他们在北美地区比较流行，他是把头皮划分成九条治疗带。如果大家能够消化我前面讲的两大系统的话，很明显，焦顺发先生的头皮针，相当于"对应—反射疗法系统"。朱明清先生的头皮针相当于我讲的"经络—腧穴疗法系统"。我们用朱明清先生的头皮针，是不是应该用手法？焦顺发先生的头皮针，你要有效果的话，不在于进针、出针、运针的手法，而在于找的位置对不对，刺激强度合不合适，这是关键。很多人学了很久头皮针，根本就没搞清楚属于哪一类，教头皮针的老师也从没有讲解，甚至老师也不清楚。那么不该用手法的时候滥用手法，要用手法的时候却没用。这样的刺头皮针，会有什么效果吗？或者疗效会好吗？

耳针也是一样。实际上这个耳朵，绝大多数的穴位，不就是一个对应、一个反射吗？要用什么手法？只要把这个位置找准了，腰椎就刺腰椎点，颈椎刺颈椎点，那不就行了吗？哪里要用什么手法，要用什么经络？就是讲的那个经络、腧穴里面的经络。所以你们看所有写耳针的书，前面啰嗦半天，人体的这个经络那个经络，最后给你配针灸处方的时候，有没有用到这些理论知识呢？根本就没有用到。实际上前面是废话一堆，只是为了标榜自己所谓正统，学习的理论没能活用于临床工作。

所以学耳穴其实很简单的，就是一个耳朵拿过来告诉你，这是一个投影，哪里对哪里，你就知道这个点上刺针。要注意刺激强度，选穴正确，就可以了。然后，结合我讲的病穴相应的里面有一条"病性定穴性，病性呈穴性"。有人的耳朵，你一看，你就能知道什么情况。

比如诊所来了位患者，是别人把他搀进来的，述：腰疼。一看他的耳朵上面，腰椎的对应点上，是怒张的血管？还是有小结节？还是有条索？你马上就明白，这个人的腰是怎么回事。有些老外，不用开口，他一来我一看患者耳朵上面有怒张的血管，一定是这几天铲雪，把腰闪了。但有的人，根本就没有怒张的血管，它就是一个结节，或者一个条索，那你一看就知道，这个腰伤不是一天两天问题。

第二个，处理的方法也不一样。很多书上讲，耳穴治疗腰痛很简单，你只要在这个腰椎点上放血即可。问题是，有的人耳朵这个点上，怎么样放血都放不出来，为什么放不出来？他根本就没有怒张的血管啊，他有的只是结节、条索。你怎么放？那我就要用针，把这个结节解开，或者我把这个条索扫了，他的痛马上得到缓解，就不痛了。反过来如果是新的受伤，他一定会有怒张的小血管，那我用针扎一下，不行用酒精棉擦一下，带酒精的，这样的话就刺激它的血管，血就会被挤出几滴来，

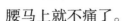

腰马上就不痛了。

头皮针也好，耳针也好，我们通过学习、了解焦顺发先生和朱明清先生的头皮针，是不是让大家明确了两大系统不一样？脑子里面从现在开始，要有这种两大系统，将来如果有三大系统当然更好啊。有了两大系统的概念，去学其他针法，是不是更容易明白一些事？更容易掌握它的关键所在？哪怕老师没教你，自己也会知道它的奥秘在哪里。所以这个是两大系统的问题。

2.《新概念针灸学》一书的治疗经验

《新概念针灸学》一书因为涉及的面比较广，所以我们如果想要学习"新概念针灸学"，要打基础。对《新概念针灸学》一书，我的理解是，它和传统针灸一点矛盾都没有。也就是说，它是用现代的语言、现代的方法来诠释古典的思想，还原古人的思想，它让你更容易去理解古人的精髓，对我们搞临床、搞针灸绝对是有帮助的。

两大系统的典型之作是什么？一个就是李柏松老师发明的"八字治疗法"。大家可以参考相关的资料、书籍。我们有"八字治疗法"的书。它操作非常简单、安全、高效，而且可以治疗很多疾病。至少，当患者来找你看病的时候，如果你学会了"八字治疗法"，你可以在最短的时间内，把患者不舒服的症状加以改善、祛除或者减轻痛苦，赢得患者的信任，为你下一步治疗创造了更多的时间和空间。

在临床上，我经常会遇到一些疑难杂症，患者身上各种病都有，很多症状都是由内脏疾病造成的。那么大家知道，肝癌患者来诊疗，哪怕我有再大的本事，我能一次针灸以后，他的肝癌就好了？不可能吧，至少我现在没有这个能力做到。有的人可能会说"我一针下去就能怎么怎么了"。就算我一针扎下去，有了这个效果，也可能是个案，不能作为普遍现象来介绍，所以我们需要时间，但患者凭什么相信你，对你有信心呢？

我的经验是这样的，当这些患者来的时候，一般我会先给他们调形。前面已经介绍过，包括整脊、按摩，或者用各种方法，这个反正根据你的水平，你掌握什么你就做什么。长短脚看一看，检查一下等等，心里面有数。然后我脑子里就清楚了，他的病根在哪里。有的患者是因为肝的问题，有的患者是因为心肺的问题，有的患者是因为心、肾的问题等等诸如此类。这个是脑海里面有个概念：我的治疗方案是什么，心里有谱。但是真正下手，怎么下？我必须要找到他目前最难受的、最不舒服的、最容易表现出来的症状。如患者说："哎呀，医生啊，我这个左肩膀特别难受。""这个手指头难受。""肚子痛，不舒服。"我就可以用"八字治疗法"，在最短的时间里，先把他的症状排除掉，或者减轻他的痛苦。减轻痛苦的目的不是为了掩盖病情，而是为我和患者赢得时间。

医生脑子里一定要清楚：到底什么病。所以今天我还得跟大家强调一下，如果患者肩膀痛，医生不要把凡是肩膀痛都简单地看成肩关节周围炎。有的患者肩膀痛，有可能是有心绞痛，或者是胆囊炎，或者患有肝胆疾病，还有可能是其他患了的内脏疾病。医生必须在排除内脏疾病的前提下，其为患者治疗；如果无法排除，可以给患者一些缓解疼痛的治疗，但此后必须做进一步的检查。否则不是帮助他解除了痛苦，反而掩盖了患者的病情，这样就会给患者带来伤害。

继续谈"八字治疗法"它可以帮到医生很多，而且是最为重要的针灸基础，它包括我们用艾灸也好，用拔罐也好，都要用"八字治疗法"的原理。当把"八字治疗法"的原理搞清楚了，最起码为治病另外打开了一扇门，是一条非常广阔的路。医生如果能够把它跟之前的针灸知识结合起来，会更好。

学《新概念针灸学》一书，必须要把"八字治疗法"的基础打好，这是第一个。第二个，就是"相关六经法"（图3-2）。我以前跟大家也讲过很多次，"相关六经法"的整个来龙去脉。

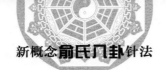

病经与治疗经对照表						
	治 疗 经					
病经	表里	同名	流注	相冲	别通	本经
肺经（五）	大肠经	脾经	肝经		膀胱经	肺经
大肠经（五）	肺经	胃经		肾经	肝经	大肠经
胃经（四）	脾经	大肠经		心包经		胃经
脾经（六）	胃经	肺经	心经	三焦经	小肠经	脾经
心经（五）	小肠经	肾经	脾经	胆经		心经
小肠经（五）	心	膀胱经		肝经	脾经	小肠经
膀胱经（四）	肾经	小肠经		肺经		膀胱经
肾经（六）	膀胱经	心经	心包经	大肠经	三焦经	肾经
心包经（五）	三焦经	肝经	肾经	胃经		心包经
三焦经（五）	心包经	胆经		脾经	肾经	三焦经
胆经（四）	肝经	三焦经		心经		胆经
肝经（六）	胆经	心包经	肺经	小肠经	大肠经	肝经

图 3-2　杜建华相关六经法

比如有患者肩膀疼痛，对于治疗这个肩膀疼痛，我们以前学针灸，感觉稀里糊涂。比如扎手三针吧，为什么扎手三针，大家想过没有？张显臣先生发明的手三针，确实可以治疗很多疾病，比方说它用间谷穴，其在手阳明大肠经的三间穴和合谷穴之间；它用中渚穴，其在手少阳三焦经上的；还用后溪穴，其在手太阳小肠上的。说白了，手三针就是手上的三条阳经，是不是这个概念？就像我们治"三叉神经痛"一样。"三叉神经痛"实际上也是在三条阳经上，或者是三条阳经里面的某一条或者某两条所对应区域。

"相关六经法"是怎样一个概念？它相当于说我肩膀痛，万一这个肩膀痛它不是跟你手三焦经、手阳明大肠经、手太阳小肠经有关系的，它是在前面跟肺经有关系的，那我该怎么做？第一种办法，当然我们按照这个病所落在的这个经络上，跟肺经有关系，那么我扎鱼际穴，或者扎其他的，可是，你看书或者针灸杂志或者其他，经常会介绍一些经验，这个肩膀痛扎鱼际有效果，什么什么病扎哪个地方有效果。但是别人扎了有效果，你扎就没效果，为什么？患者不一样。同样是肩膀痛，人家的痛法跟你的痛法不一样，因此，"相关六经法"，它把很多杂乱无章的、大家说不清道不明的一些东西，给系统化、理论化了，而且具有条理性。也就是说如果这个病是落在手太阴肺经上，除了手太阴肺经可以治疗以外，跟手太阴肺经相关的其他有影响的或者影响比较大的经络，我也找到，也就把它全部包括了。做的时候，可以找手太阴肺经的"同名"经，那就是足太阴脾经，在脾经上也可以扎。所以我们看很多书，肺经上的有些问题，他在脾经上扎，一开始你可能搞不明白，为什么这么做，为什么扎这个穴位？它实际上是"同名经"。有的是"表里"经，手太阴肺经上的毛病可以扎手阳明大肠经，鱼际疼痛了可以扎合谷。有的医生为什么扎合谷？他实际上是利用的手阳明大肠经和手太阴肺经是"表里经"的概念。还有的利用的是"流注"，肝经的经气这么走，走上来了，走到肺经。扎在肝经上，肝经上有 14 个穴位么，扎在肝经上的某一个穴位。

　　还有鼻塞以后，就扎大腿的委中穴，就是腘窝那边，按一下，或者扎一针，鼻子不堵了，这是什么道理？有人就解释为，这个穴跟太阳膀胱经有关系等等。实际上不是这样，或者不仅仅是这样，它实际上是肺与膀胱相"别通"（脏腑别通，非经络别通），可以利用脏腑"别通"的概念来治疗。还有是利用"相冲"的概念，因为"子午相冲、经络相冲"，有关这一点，我专门有个图，叫"子午相冲、脏腑别通图"，除了这个图以外，还有对于这个图的文字说明（图3-3）。

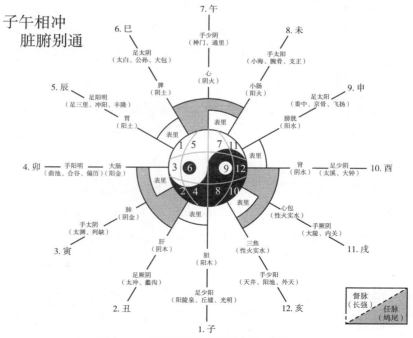

图3-3　杜建华子午相冲、脏腑别通图

有的朋友说："老师啊，这个别通，你能不能给我举一些例子。"其实这些例子以前在讲座中，我已经举了不少，刚才就已经举了个例子，鼻塞你可以按委中穴。大家看一看手太阴肺经有 11 个穴位，你们查一下有关穴位的书籍，里面至少有 4 ～ 6 个是跟膀胱有关系的，就是说，手太阴肺经上的 11 个穴位里面，有 4 ～ 6 个穴位可以治疗膀胱系统的疾病，这就是所说的"别通"。我也举过北京的一个例子，治疗肝病，是在内关穴上敷药，江苏有人是在曲池穴上敷药，这利用的是"同名"经。肝是足厥阴，要么用手厥阴心包经上的内关穴，或者用手阳明大肠经上的曲池穴，都可以治疗肝病。

还有，我一再强调的"表里"经。比方说左手鱼际疼痛，该怎么扎？我会在左手的合谷上扎针，这个扎法叫"表里"经。但是学了"相关六经法"，我在课程上给同学们讲，我扎也是扎合谷，但我扎的是右手，不是左手。这两个效果大家去比较一下，我是做过很多比较，不一样，或者是有差异的。

很多人学一些针法，有些很有名的针法，它不就是在"相关六经法"的基础上加了些相生、相克的概念吗？相生、相克的概念在"相关六经法"里面，还可以体现在不同的季节。有时候同样扎这一针，春天有效，秋天效果就比较差。那么秋天的时候应该再补哪一针，或者应该调整哪一针？这个实际上就跟五行有关系。也就是说，把一年四季，中医所说的五季：春、夏、长夏、秋、冬，其对应的是春天是木、是肝；夏是火，是心；长夏是土、脾；秋是金、肺；冬是水，是肾。那么如果缺水的话，该怎么办？无非就是最简单的两种途径：减少损耗、增加收入。金生水，是不是？而实际上是有"六大途径"，这"六大途径"我以前给大家介绍过，也给大家画过一个图，有的朋友知道，有的朋友不知道，这个有机会以后进一步再给大家拓展。其实就相当于"病机十九条"（《黄帝内经·素问·至真要大论第七十四》中的"病机十九条"）的内容一样，"病机十九条"除了前面讲的那些"诸湿肿满，皆属于脾，诸寒收引，皆属于肾……"诸如此类，最后两句话"谨守病机，各司其属，有者求之，无者求之，盛者责之，虚者责之……"所以"相关六经法"是"经络—腧穴疗法系统"里面一切针法的基础。把"相关六经法"用娴熟了，组合用好了，就把"相冲""别通""流注""表里""同名""本经"都搞清楚了。关于"相关六经法"，我做了个顺口溜："左右流注我为中，相冲别通乃真通，手足之情把名同，全身安康无处痛。"就是这六条经都出来了，而且我也给了大家很多图表，大家可以挂在墙上，一对比就出来了。包括我那个"子午相冲、脏腑别通图"里面的三十多个穴位，是非常重要的。

四、《新概念俞氏八卦针法》概述

《新概念俞氏八卦针法》一书是以笔者悟创的以"新人体八卦图"为基本布针框架，以一气为总纲，以阴阳为目，综合应用新人体区卦对应（直立团身）、周天穴卦对应、手掌新全息对应，完美融入恩师之《新概念针灸学》一书体系之精华，以及奇经八脉应卦穴等传统易理知识，在人体头、手、腹、四肢甚至全身任意部位进行布针定位刺激，以达到阴阳平衡，天人共振，可自我调整恢复人体能量，通道、靶点相对稳序态为目标，让疾病无为而治。新人体八卦图，融先天八卦、文王后天八卦、连山八卦于一体，其内在核心体现宇宙与人体之螺旋规律，契合天人相应之内经本意。它符合人伦与生命一气的运行法则，是八卦应用于人体层面的一次大胆探索。新人体八卦图的提出，一反现行的八卦格局，立足八卦，跳出八卦，为应用易理提供了新的思路。由于知识有限，以一个西医工作者对中医的理解而提出的这一思路尚非常肤浅，也仅仅是抛砖引玉而已。本疗法在手部定位取点相当容易，且用针细小，配合无痛快速透皮进针，同步于患者的呼吸节律进行缓慢运针，尤其对于痛症，每下一针均询问患者症状是否有所变化，必要时进行全局布针，调整至当下症状减轻，即可留针，配合局部活动，按摩或冥想患处。形意放松，神融自然，气和症自消。在进针运针时，医者将意念全部专注于整个操作过程中，专注而松柔地、自然地、始终如一地保持一种松、柔、静、定的身心状态。同样患者将意念全部专注于放松自己身体内在的所有部位，去体验自己身体内在的所有变化，无丝毫他念。如此，则形松意净，一气冲和，无为而治。这种状态也同样要贯彻于我们日常生活当中去，从意念的松柔静定，进入自然的松柔静定，身心自然会变得越来越松柔静定。如此长期锻炼，于祛病养生有莫大的好处，生命也因此而走向老子所说的"专气致柔如婴儿乎"。这就是生命趋向归一之妙境，从而改善和提升人体的生命状态与道家的周天运行具异曲同工之妙，也是《新概念俞氏八卦针法》一书所特别强调追求的一种由术而道的境界。《新概念俞氏八卦针法》一书中提出并非仅仅是一种疗法的展现，其最根本思想是想让我们通过新八卦的阐述，进一步领悟生命天人相应的思想，去追求这种由术而道的境界。说它是一种修为法也并不为过。《新概念俞氏八卦针法》一书中的手针部分更像是恩师《新概念针灸学》一书在手掌这个小小平台上的应用，处处体现《新概念针灸学》一书的精神。当然，在具体的临床实践中，也时常配合其他老师的诸多方法，以达到更好的疗效。

五、俞氏人体八卦图解读

　　本人自小好武，阅读过不少武医类刊物，从医后虽在农村基层从事西医骨科，但也不忘传统文化的学习，尤其是一些道家的书籍。一次巧合萌发了重画八卦图的想法，在杜建华先生的鼓励下，将之大胆应用于临床，颇有收获。虽然很粗陋，但在这里，我还是愿意将点滴体会与大家分享。

　　现在让我们静下心来想象：整个宇宙时空在形成的最原始期，应该是虚空混沌，一片沉寂。但其内部却无形中充满着动能，这种充满寰宇的看似沉寂的能量（炁），它具有永远萌动的内在本性，同时具备着一颗必定要酝酿一场巨大暴动的初心，这就是我理解的老子所说的"道"，它是宇宙时空一切的初始，无时无空。其无所谓生死灭绝，亦生亦死，亦动亦静，它是临界态，是宇宙内在的本能属性。终于，当"道"一念初生，便有了"道"生一，这"一"是机，是一个机缘，有了这个"一"机的发动，宇宙储存的能量终究一触而发了，它开始要部署行动前的准备：清气具升上之势，而浊气具沉降之势，有了这两股势，就有了空间运动的可能，此时便是我理解的宇宙空态，也即是老子说的"一生二"。反者，道之动。反而为动，这清浊两股势能（炁）一沉一升间，有了这种往返互动的状态，我称之为"三"的状态。三生万物。至此，一场蓄谋终究有了结果。在太阳系，天地掌控了大权，日月星辰开始运作，产生了宇宙的时态。日月星辰将能量（光）分配给万物，以求国泰民安，百姓（万物）安居乐业，终于时空合一，长治久安，人为天地之物，万物之灵，为天地之气生，四时之法成。天地间一切时空变化必然会影响我们，天地大宇宙，人身小宇宙，天地人在宇宙的大格局里无时无刻不在交融着，是永远难以分隔的。不合理的时空改变，就是强行改变了宇宙一气能量的运行态，在人体这就是疾病，也就产生了所谓的症状，在大自然便是灾难的发生。虽然对于大自然的灾难，我们不容易通过强行改变自然的时空态去纠正，但对于人体的灾难（疾病），我们可以通过符合天地规律的时空结构反映在人体上的节点做调整，让人体能够自然顺应天地大宇宙的共振轨迹，以求得我们的小宇宙能建立相对同步的稳序态。"新概念人体八卦模型"就基于这种理念而设，我们改变患者当下时刻，由先天八卦所揭示的宇宙大道映射在我们人体的时空结构序节点，并在相对应的时空节点进行信息的导入，通过宇宙人体的同构性，调整人体的时空态，同步于天地时空，以求得共振稳序态的目的，这时空态的节点，我们以古典的"八"为代表，也可以是十二、二十四、三十六、六十四，甚至可以为任意数，只要在人体所设之时空节点能与大自然宇宙相应，便能相应地对人体进行调整，这也是我对恩师杜建华先生的"太极球时空节点模型"的理解。

《黄帝内经·素问·阴阳应象大论第五》："黄帝曰：阴阳者，天地之道也，万物之纲纪，变化之父母，生杀之本始，神明之府也，治病必求于本。故积阳为天，积阴为地。阴静阳躁，阳生阴长，阳杀阴藏。阳化气，阴成形。寒极生热，热极生寒。寒气生浊，热气生清。清气在下，则生飧泄。浊气在上，则生䐜胀。此阴阳反作，病之逆从也。故清阳为天，浊阴为地；地气上为云，天气下为雨，雨出地气，云出天气。故清阳出上窍，浊阴出下窍；清阳发腠理，浊阴走五脏；清阳实四支，浊阴归六腑。"又曰："天地者，万物之上下也；阴阳者，血气之男女也；左右者，阴阳之道路也。"天地相交而生万物，地气上为云（☷），天气下为雨（☵）。我以《易经》之文王卦序图的乾坤生六子以表达阴阳两气的运行规律，以更契合于人体生命层面。

地☷得天☰之初阳而成为震☳为阳为长子。

地☷得天☰之二阳而成为坎☵为阳为二子。

地☷得天☰之三阳而成为艮☶为阳为少男。

天☰得地☷之初阴而成☴为巽为阴为长女。

天☰得地☷之二阴而成☲为离为阴为二女。

天☰得地☷之三阴而成☱为兑为阴为少女。

至此，则乾父携三子震坎艮而立于左为阳四卦。坤母携三女巽离兑立于右为阴四卦。

天阳降，阳降阳出而成阴。☰→☳→☵→☶→☷

地阴升，阴升阴出而成阳。☷→☴→☲→☱→☰

由此，运用易理之阴阳两气的运动规律并契合人伦关系而立的"新概念人体八卦模型图"已经跃然纸上（图5-1、2、3）。

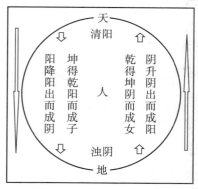

图5-1　俞氏气卦推演图

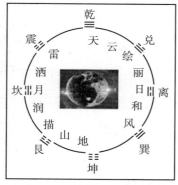

图5-2　俞氏人体八卦图

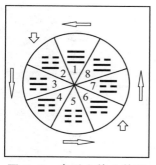

图5-3　俞氏人体八卦图

俗话说，头顶蓝天，脚踩大地。我以人体之直立位应天地，以定人之形正，左右之卦序排列符合人伦之关系，其两两相对之卦符合先天八卦阴阳二气平衡之规律。其先天数之和均为9，其阴阳爻数为6，阴阳爻之比为3：3。其同位之爻均呈阴阳相应的平衡态，完美契合了人体阴阳呈相对平衡之大道。万物土中生，万物灭于土。俞氏人体八卦图从艮（阳土）开始之五行相生次序为：艮（阳土）→兑（阴金）乾（阳金）→坎（阴阳）→震（阳木）巽（阴木）→离（阴阳）→坤（阴土）。

其数字排列相生序为48132675，其相生之序完全符合阴阳相交相生的规律（图5-4）。其相生轨迹图呈现完美的双螺旋结构。与九宫图之1到9的轨迹完全符合。也何其相似于星系旋转（图5-5）和现代医学的DNA轨迹（图1-2）？我们把"新概念人体八卦模型图"的相生轨迹以螺旋结构展示（图5-6）。

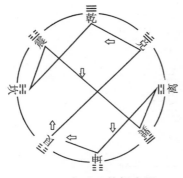

图5-4　俞氏八卦相生圆

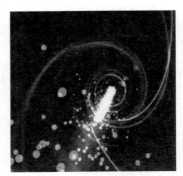

图5-5　网摘星系旋转图

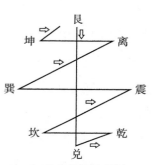

图 5-6　俞氏八卦相生螺旋

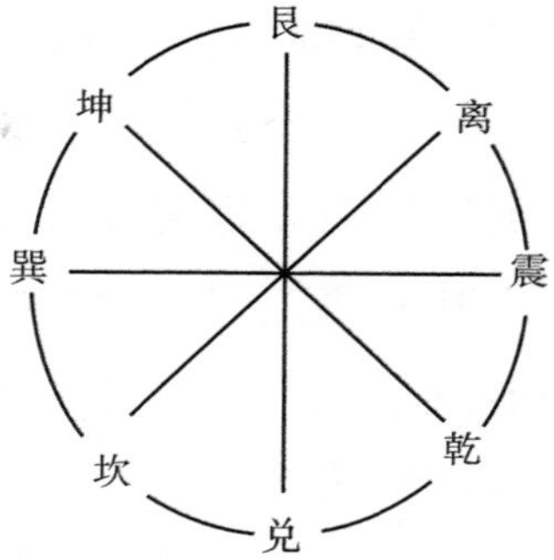

图 5-7　陈照连山八卦

　　我们可以很直观地看到，这不就是台湾学者陈照先生在《易理针灸学》一书上提到的，据说已经失传的《连山八卦》(图 5-7)。

　　原来，《连山八卦》就是"新概念人体八卦模型图"的相生之序图。同理，我们用圆形图来展示俞氏人体八卦的相生之序(图 5-8)。

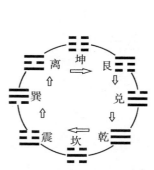

图 5-8　俞氏八卦相生类后天卦

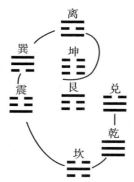

图 5-9　俞氏八卦相生类胚胎

现在看到此八卦相生所呈现的类胚胎轨迹（图 5-9），何其相似于生物胚胎之初始之形？又何其相似于文王后天八卦图？我无法用言语去表达这"新概念人体八卦模型图"中所蕴含的生物初始之象与生物遗传密码 DNA 双螺旋之象能给人们带来怎样的意义，只是内心萌起对生命深深的敬畏。头上三尺有神灵，生命现象背后似乎永远有那么一个东西在周旋掌控。简单的八个卦象，背后竟然蕴含如此震撼的秘密。接下来我仍然以"万物土中灭"之理，来推演"新概念人体八卦模型图"的相克轨迹。

艮→坎→离→兑乾→巽震→坤→艮。用圆图展示（图 5-10）。

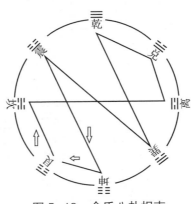

图 5-10 俞氏八卦相克

分析如下："新概念人体八卦模型图"之卦序排列符合先天八卦之平衡对称原理，其先天数之和均等为 9，其阴阳爻之比均衡，其相生序之螺旋轨迹为连山卦形，其相生序之圆形轨迹为文王后天卦形，其相克之序之轨迹亦呈规律螺旋曲线，其相对完美的对称规律格局，是真正先天八卦、连山八卦、后天八卦生克合一之卦。其双螺旋轨迹之形更是妙合现代医学所描绘的人体 DNA 之螺旋结构，似乎为真正宇宙全息时空节点在人体的规律发布图。按此节点，即可与大宇宙相应，从而相互反馈，达到天人互感互应，共振趋稳。一气自然交融，借天道以顺人道，达到无为而治的目的。

"新概念人体八卦模型图"的设想，一反当今社会在八卦类疗法中以后天八卦一统天下的弊端，我运用最贴近人体生命层次的自然思维，将八卦次序进行重新排列，其内在推理过程完全符合易道之理，且有诸多不可思议的巧合之处。如"新概念人体八卦模型图"自身完美的阴阳对称平衡关系，其生克轨迹流畅对称，集完美生克于一图，更寓意人体生命更多的内涵空间。其相生之序完美推演出了陈照先生揭示的"连山八卦图"及"文王后天八卦图"。设想此图的推出，在不改变易理基本配属的前提下，运用"新概念人体八卦模型图"，是否更能协调天人互感，调整人体阴阳与天地同步，是否能有更好的作用，同时，在一些疑难复杂病的诊疗时，我可以把卦图倒而取之，老子说：反者道之动。我们运用倒卦，把卦图翻转，形成若干新的卦图排列，进行翻天覆地的

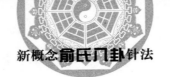

治疗，完全符合先天八卦的规律，也符合恩师杜建华先生关于先天之人与后天之人的论述，这个布卦模式我主要用于激发命门、神阙等高能量区，具体图见书后附图。这些思路，大家可以在临床中加以琢磨，共同探讨。卦是沟通天地宇宙能量场的符号密码，只要是符合阴阳之大道规律，必然会产生能量效应而达到一定的调整人体能量场的作用。

六、新人体八卦图区卦对应

《黄帝内经》认为，人以天地之气生，四时之法成。人生小宇宙，天地大宇宙。我们在推演"新概念人体八卦模型图"时的一些道家思想，可明确了解人与宇宙确实是息息相关共生共存的。人是生活在地球上的生物，这生存的大环境对我们的影响是自然的，这点根本不用解释。八卦是太阳系（至少）本然的全息代号，人体作为小宇宙，作为整个太阳母系统的子体，必然与它有着密切的相应关系，下面演绎"新概念人体八卦模型图"与人体几大分区的应卦关系。我们知道，在我们人体肚脐旁开2寸处各有一天枢穴，是为人体气的枢纽，经典认为，天枢之上，天气主之；天枢之下，地气主之，天枢是我们人体小宇宙的天地分界线。在临床过程中，我对于头面胸膈等中上焦问题常配以脐上穴中脘，也是基于此种理念。按照上述"新概念人体八卦模型图"序的推演，我们现在将"新概念人体八卦模型图"引入人体，将各个卦区与人体的分区——进行对应（图6-1）。在说明人体分区应卦关系时，我们必须把卦位看成是一个立体结构，我们不分内脏，有了外，自然也就有了里。这只是一个层次、层面的问题，在具体的操作时，注意其阴阳面与深浅度即可。

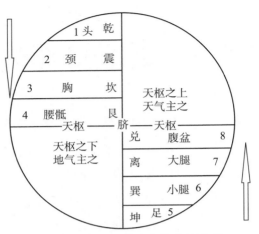

图6-1 俞氏人体直立位分区应卦

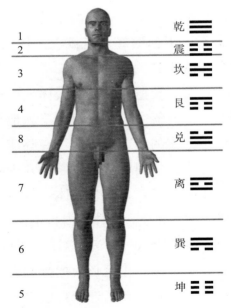

图6-2 俞氏人体分区应卦

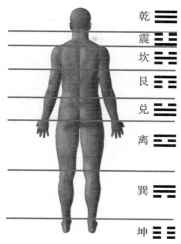

图6-3　俞氏人体分区应卦

人体直立位，以天枢为界划水平分界线，则脐上为天为阳，脐下为地为阴，人体前阴后阳，背阳腹阴，我们定头、颈、背、腰骶为阳中之阳位，以四阳卦分别表述，其相应内里腹面组织为阳中之阴。定腰骶相应的少腹盆腔以下为阴中之阴位，以四阴卦分别表述，其相应内里背面组织为阴中之阳（图6-2、6-3、6-4）。

我们以相对独立的骨性标记作为分段。在人体直立位时来看：

人体头部居最上位，为阳为天为乾区，用1表示。

颈椎作为人体相对独立结构，我们划为震区，用2表示。

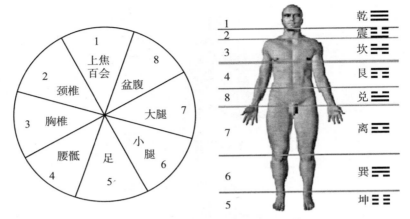

图 6-4　俞氏人体直立位分区应卦

胸椎及其相连的胸廓，划为坎区，用 3 表示。

腰骶尾椎划为艮区，用 4 表示。

足踏大地位于下，为阴为坤区，踝以下以 5 表示。临床以坤腹 5 区踝部治疗囊肿肌瘤等盆腔问题。

胫腓骨为巽区，用 6 表示。

股骨为离区，用 7 表示。

脐下骨盆为兑区，用 8 表示。

此时，肚脐为水平界，前方为兑 8 区，后方为艮 4 区，正合艮兑相感而通天地之气，主治腰骶臀及中下焦疾病，有通畅一身气机的作用。这里补充说明一个相对比较复杂的分区，就是四肢，尤其是上肢的分区。上肢作为全身灵活性最大的结构功能体，也同样有着灵活的分区规律。我们知道，在我们背部有至阳穴。在先祖农耕时代，人们面朝黄土背朝天，太阳直射的头颈腰背定为阳，四肢如爬行位而定为阴。可以将手足定为坤5区，前臂小腿6区，上臂大腿7区，肩胛骨盆为8区。当人体直立后，上肢相对远离而近上，上肢展开以应颈胸2区与3区间。

上肢上举，以应传统十二经络阴升阳降的循行规律，可将手、前臂、上臂、肩胛骨分别定为乾、震、坎、艮卦。我们以双手合掌于胸腹前取象，上臂位于3区，前臂手为4区。双手下垂合抱于肚脐下如站桩式，双手又与骨盆等高为兑，如图（6-5）颈肩上肢象所示，虎口处既可以看成是颈七横突颈根部，治疗整个上肢带区的问题，也可以180度翻转，将食指看成下肢，两拇指则为耻骨联合，甚至为外生殖器，虎口即为股沟，从而治疗下焦生殖问题。之所以如此举例，就是让我们能灵活应用《易经》的比类取象易思维，气象万千，象无处不在，象看似繁乱，而理却在其中，活用易象，是新概念八卦疗法的一个重要内容，运用纯熟，则取位随心所欲，无为而治，真正法无定法，法由心出，你可以任意创出属于你的个性针法。原始人类从爬行位进化到自立位，从而解放了双手，并使得大脑高度进化而成为万物之灵，一手遮天，手通天气，足贯地气。现代医学认为人体双手在大脑皮层的功能分布面是最大的，由此可见通过对手（子体）的微细结构的调整，刺激脑功能区（母体）

发挥反馈性作用，对人体组织结构（子体）产生调整的可行性，这说明把手部作为刺激部位从而达到治疗目的的做法是值得重视的（图 6-6、6-7）。

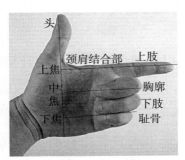

图 6-5　颈肩上肢象

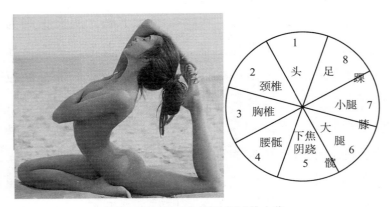

图 6-6　俞氏人体团身以卦应位

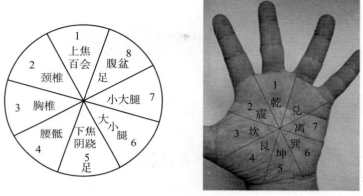

图 6-7　俞氏人体八卦掌

七、俞氏手掌腹部全息图

（一）全息学

1973 年 7 月，中国学者张颖清从穴位与人体整体的必然联系着手，在第二掌骨侧近心端发现了一个"腿穴"，刺激该穴可治疗腿部疼痛。从而推想，第二掌骨侧是人体的大致缩影，经过 2074 例验证，他发现了第二掌骨全息穴位群，即由远心端至近心端顺序排列着从头到足的人体整体缩影的穴位群。这一发现很快得到了一些学者的验证和支持：马孝魁医师应用第二掌骨侧速诊法诊断 509 例，准确率为 96.5%；夏伟恩医师应用上述方法诊断 5743 例，准确率为 96.57%；张颖清等 24 位医生测试了 11338 例，准确率为 92.7%，具有统计学意义。第二掌骨作为人体的一个普通节肢，存在着全息穴位群，张颖清发现人体所有长骨节肢与第二掌骨一样，都存在着全息穴位分布规律，他将已经发现的耳针、面针、眼针、鼻针、手针等微针穴位系统，纳入了一个统一的理论体系，即穴位的全息律。生物体上任何一个在结构和功能上与周围存在着相对明确边界的相对独立部分，都是全息胚。

1985 年，张颖清在《全息胚生物学概论》一书中明确提出了全息胚及全息胚学说的内容。

（1）提出了生物体新的功能和结构单位，即全息胚，并提出了一个多层次的生物整体观—全息胚学说。

（2）打破了生物体在细胞形态和解剖学形态上的绝对界限和区别，强调了生物体的统一性和整体性。

（3）指出了相关部位在整体上的一般分布规律，并指明这是一种存在于广泛的一般生物学特性上的相关性。对于中医的传统理论、诊疗方法、中药学、经络腧穴理论，全息生物学均具有十分广阔的应用前景，它对医学、农学、古生物学、中草药学、植物学等多种学科的发展，将日益显示出其理论意义。

全息生物学是由中国山东大学张颖清教授在 20 世纪 80 年代初创立的一门生物学新学科，这门学科将在 21 世纪生物科学史上占有极为重要的地位。全息胚学说是全息生物学的核心理论，是 20 世纪生物学的一项重大发现。1996 年 8 月，第三届国际全息学术讨论会暨首届国际全息胚医学和全息胚针灸医学学术会议在美国洛杉矶召开。张颖清在会中报告，全息胚诊疗法已被临床应用一百多万例，治疗病种两百余种，平均治疗总有效率 90% 以上。该疗法对各种功能性疾病和疼痛性疾病通常有很好的疗效，全息胚诊疗法理深法简、疗效高，成为受欢迎的诊疗法之一。以全息胚诊疗法为核心的全息胚医学和全息胚针灸学，渐已成为独立的学科分支，以其独特的疗效，受到医学界普遍关注。人体第二掌骨全息律的发现，使张颖清进一步搞清了生物体在细胞层次之上还存在着新的统一的结构和功能单位，即全息胚。实践表明，以第二掌骨侧穴位系统为代表的全息胚诊疗法，能够诊治全身的疾病，第二掌骨节肢就好似整体的缩影和胚胎。第二掌骨侧各穴位（穴区）恰好代表着整体相应部位在生理学和病理学上相关的位点分布规律。于是，我们在人体整体上明确了第二掌骨侧这样一个普通的全息胚与整体的包容关系。根据现代全息学理论，一个相对独立的局部与整体有着必然的相关性，同样在柔术技巧的表演中，我们看到人体各部分之间有着密切的相互对应关系。由此引申出杜建华先生在《新概念针灸学》一书中提出的经络腧穴对应反射系统。现代全息学理论与易理比类取象思维，在临床实践中有着更为广泛的空间。"全息学说"认为每一物质的局部，都含有其整体信息，人体的手、脚、耳、鼻、眼等均可被称为"全息胚"。全身各脏器与"全息胚"上的对应点之间存在着某些共性的联系。手作为人体的"全息胚"之一，恰似一个胎儿缩影图，可反映出各脏腑的具体形态、相对位置、大小比例以及病理变化，手在人体大脑皮层的感觉运动区占有很大的比例。

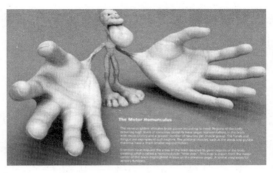

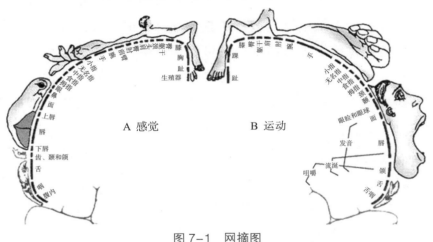

图 7-1　网摘图

　　手是人类生存在时空坐标中的缩影，可记录、储存、感应、释放、反馈许多先天信息和后天信息，更可以披露疾病的信息，类似电脑终端的"显示屏"。以手作为观察窗口的优越性在于方便、直观，容易定位和辨认。手上分布有丰富的神经末梢，在人体大脑皮层，可将体内各内脏器官的"情报"，传递到神经中枢。大脑又可将所

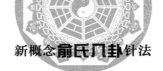

有内脏情况真实反映于手上，手掌有"脑外之脑""脑的驻外机构"之称（图 7-1）。

（二）手部经络简介

中医认为手上聚集着手三阴、三阳经络，井穴更是经气效应的始发点，手以神经（西医）和经络（中医）为媒介连接周身内外，把各组织发出的信息通过神经反射弧送至大脑中枢以进行信息处理。手上的穴位和治疗点能提供组织异常情报，脑可以预先察知身体的微细结构变化引起的健康情况，对发生异常的组织器官通过反馈机制及时输送更多的血液和营养，用于组织修复以恢复功能。由此看来，手可以反映身体的健康状况，这是人体的自我本能之一。人体是个整体，各脏腑内脏与体表之间密切联系，身体任何一个局部都可反映全身信息。《黄帝内经》说："有诸形于内，必形于外。"经络学说的建立，使得人体通过经络形成了一个整体的信息收发网络。经气流行于人体中，内联脏腑，外络肢节，连通表里，贯通上下，形成了一个"一处动而周身无处不动"的有机整体。手（足）部是各条经络的起止点，手（足）及肘（膝）以下的五输穴与经气的出入、汇合最为密切，井穴是经气的源头，位于手足末端。手掌与内脏以经络作为连接线和情报的传送线，内脏发生的任何细小变化都逃不出手掌，脏腑一有不调和，手掌会马上发出信号，贺普仁多年研究发现，人的手指有 14 条气脉，300 多个穴位，几乎与全身的经穴对等。人体若发生疾病，在手掌或手指的某一经穴给予点刺就能收到明显疗效。掌面连接着人体前部的各个器官，掌背联结着人体后部的各个器官。诊察体表穴位就可了解内脏情况，并调节脏腑气机，以达平衡阴阳，祛病疗疾之效。经络系统内联脏腑，外络肢节，起到协调平衡机体生命功能的作用。其中经脉包括十二经脉（手足三阴、三阳），奇经八脉（督脉，任脉，冲脉，带脉，阴维脉，阳维脉，阴跷脉，阳跷脉），十二经别；络脉包括十五络脉，浮络和孙络；以及外连的十二经筋，十二皮部及内属的脏腑。手足三阴、三阳经均以指趾为始末，称为"井穴"，其命名是根据其所内属的脏腑，冠以该脏腑器官的名称，分别为手太阴肺经，手厥阴心包经，手少阴心经，手阳明大肠经，手少阳三焦经，手太阳小肠经。经络重复着人体组织液的流经通道，成为组织液源头的地方就是各条经络的发端起点。中医将这种发端起点的穴称为"淋巴液涌流的玄关"，起名叫"井穴"。《新概念俞氏八卦针法》一书认为，人体的二十个指趾端作为经气的始发点所在，其功能已经超越传统"井穴"的一般作用，有强力激发人体经气的作用，我们姑且称之为指趾丹田，与我们的下丹田有着异曲同工之妙，同时也告诉我们，在一般情况下，不要轻易指趾尖放血治疗。下面就手掌上的 6 条经络起点—井穴略述如下。

（1）肺经　位于拇指指甲边，井穴少商穴即为终点。肺经与肺等呼吸系统功能有关，如果遇到感冒、哮喘、支气管炎等症状时，在此处有压痛感。如果右拇指产生压痛，说明肺的右侧部位异常；相反左拇指产生压痛，则说明肺的左侧功能异常。

（2）大肠经　位于食指指甲边，商阳穴为井穴，作用主要为控制大肠功能，如果患消化不良，在食指上有压痛感。

（3）心包经　经过中指，指甲边中冲穴为井穴，与心脏关联，心包经经络经过中指，心包经与心脏的功能相互关联，还负责控制整个循环系统的功能。因为心包经对小肠也有一定作用，所以如果因意外刺激而引起腹泻时，按压中指会有压痛。

（4）三焦经　位于无名指指甲边，以关冲穴为井穴。三焦经的主要作用是调整整个内脏功能的平衡，如果三焦经失调会造成体温调节功能失衡，因而常使人感到内寒体虚。

（5）心经　位于小指桡侧指甲边，少冲穴为其井穴。心经与心脏以及血液循环系统直接相关，因为意外刺激引起的内脏不调，多半和心经有关。

（6）小肠经　小肠经和心经一样，也是通过小指的经络，其井穴少泽穴位于与少冲穴相对应的位置，小指甲边的尺侧。小肠经主要与小肠功能相互关联，如果便秘，小指上有压痛感。另外，小肠经也与血液循环系统有关。

上述 6 条经络的特点是它们都以手指作为起点或终点，其余 6 条经络以脚趾为起点或终点，并通过相关经与手有密切广泛的关系。

"肝经"和"脾经"两条经络位于脚拇趾上，其与手的中指和拇指有关。胃经循行于脚二趾，与相对应的手的食指有关。胆经以脚次小趾为终点，与手的无名指相关。还有"膀胱经"循行于脚小趾，与手的小指上的小肠经有关。"肾经"是以足掌中央为起点，与手的小指上的心经有关。

（三）手部解剖

手部由 27 块骨组成：手基底腕部有并列两排的 8 块腕骨，腕骨前面是 5 块掌骨，掌骨前面是 14 块指骨，拇指 2 块，其他 4 指各 3 块。手部肌肉分为 3 群：外侧群、内侧群和中间群，共 19 块。外侧群位于拇指侧，形成拇指隆起，称为"大鱼际"，内侧群位于小指侧，形成手掌小指侧隆起，称为"小鱼际"；中间群位于手掌中心。除以上手的内部肌肉外，还有来自前臂、止于掌骨或指骨的 20 余块肌肉称为手外部肌肉。手的肌肉组成比全身任何部位都多且复杂，这是手可以做各种精细动作所特有

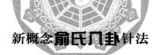

的结构基础，复杂的结构决定了相应的功能。手的血液循环十分丰富，构成其血液循环的主要血管是桡动静脉、尺动静脉。当桡动脉和尺动脉走行到手掌后，分别形成了掌浅支和掌深支，每支又分出许许多多的细小分支，遍布整个手掌和手指，动脉末梢与静脉末梢吻合，手部静脉血通过桡静脉和尺静脉回流到静脉系统，保持着手部血液的正常循环。由于手的毛细血管分布极为丰富，血液循环旺盛，所以，通过血液循环系统，许多全身性生理病理现象都可以在手上反映出来。手部神经主要是正中神经、尺神经和桡神经。正中神经是前臂的前肌群和大鱼际的主要运动神经，关系手的主要运动功能，也是手掌面的主要感觉神经。正中神经损伤后，出现运动障碍表现为前臂不能旋前、屈腕及外展肌力减弱，拇指、食中指不能屈曲，拇指不能对掌，因大鱼际萎缩造成手掌平坦，称为猿形手。尺神经走行到腕部时，在豌豆骨外侧经腕横韧带的浅面和掌腱膜进入手掌。它是手肌和前臂尺侧手屈肌的主要运动神经，也是手尺侧皮肤的感觉神经。尺神经损伤后，表现为屈腕力减弱，无名指小指末节不能屈，拇指不能收，指的内收与外展功能丧失，小鱼际和小指感觉丧失，小鱼际萎缩平坦，称"爪形手"。桡神经的深支发出许多分支，支配前臂后肌群和前臂后面的皮肤。桡神经的浅支分布于手背桡侧及桡侧两个手指背面的皮肤，桡神经损伤表现为不能伸腕、伸指，出现"垂腕"，拇指不能外展，虎口区感觉丧失。

正是基于手掌有上述诸多特殊性以及方便安全的特点，在新概念八卦疗法中，我们选择手部作为激发后天经气的首选治疗平台，更加简单而完美地演绎了恩师的新概念针灸体系的核心思想；并结合宇宙全息的符号代表—卦，卦信息所具有的丰富的事件内容给予了治疗更多的自由空间，但并非杂乱无章，自有大道在其间。总之，在手部进行有效刺激，通过新概念针灸学理论的经络相关性、全息反馈作用、卦意、象思维信息等内容，在一定程度上能起到一手多效速效的治疗作用。但当下症状的缓解并不能表明疾病的康复，真正的治愈必须有多方面的含义。同时，也应该看到，任何的疗法都不是万能的，不可以一概全。我们能做的只是在大道规律的指引下使疗法更加完善，努力提高治疗的有效性。在百家争鸣的今天，如何取长补短，开拓思维，让中医针灸发挥其更大的作用，为我们的健康服务，这对于我们每个医者来说都是义不容辞的。甚至可以说，作为炎黄子孙，中医应成为我们每个人的必修课，这可是祖先留给我们华夏民族的健康护身符。

我们以左手掌为例说明新概念八卦针法的手掌全息分布（图7-2）。

设中指指根横纹中点为掌百会；其下与感情线相交点，也就是第三掌指关节掌体表投影点，为掌膻中。远端掌根近大陵处最松软凹陷点为掌阴跷，掌百会掌阴跷两点连线为掌子午线，掌膻中掌阴跷连线中点为掌中脘即掌胃点。经过掌胃点画一水平线，正好穿过第二掌骨中点，掌阴跷与掌胃点连线中点为脐点。掌胃点与膻中连线中点为鸠尾点。掌膻中与掌百会点连线应用4分法后，分别为天突、承浆和印堂。第二掌指关节为肩关节点，一般从手背侧进关节腔透向掌2区。手一二掌骨基底交叉点为肩点，也是我们的解穴。第一掌骨赤白肉际桡侧，约小节穴为肘点，基本与脐点相平，第一掌骨基底为腕关节。月骨投影点为手，脐点以下5区为盆腔骶尾，是人体能量发动机所在。豌豆骨略上为髋股骨头，

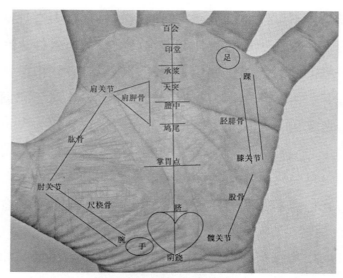

图7-2 俞氏手掌全息图

小指掌骨基底为股骨大转子，小指根纹下掌指关节为踝点，踝点与股骨大转子点连线中点为膝点。无名指指根纹下为足，小指背侧掌指关节也为髋（图7-3）。

《黄帝内经·灵枢·客邪》篇，黄帝问岐伯曰："人有八虚，各何以候？"岐伯答曰："以候五藏。"黄帝曰："候之奈何？"岐伯曰："肺心有邪，其气留于两肘；肝有邪，其气流于两腋；脾有邪，其气留于两髀；肾有邪，其气留于两腘。凡此八虚者，皆机关之室，真气之所过，血络之所游。邪气恶血，固不得住留。住留则伤筋络骨节；机关不得屈伸，故痀挛也。"

我们据此，在俞氏手掌全息图中的肩肘髋膝应象处进行相应刺激，疏通经络节点通道，以达到辅助治疗内脏疾病的作用。

道家历来重视周天运行的修行，在"内经图"中有周天之气任脉降督脉升一说。我们以双手合十为象，前有列缺通任脉，后有后溪通督脉。将"新概念人体八卦模型图"应用于手掌，其运行轨迹正合此意，新概念八卦真气掌运图中（图7-3），右手掌为阴为女，左手掌为阳为男，大鱼际列缺下小鱼际后溪上，合十之掌即是一盘腿而坐的人体全息缩影，故在治疗内脏疾病时，不同卦区在相应部位，视内脏所在人体的空间定位，按浅刺正腹，中深刺正背，桡刺近腹尺侧近背，进行针尖方位深浅的调整。医者正对患者立掌面观察，以患者的身体左右对应手掌左右，即得男性左升右降，女性右升左降的气血运行规律。

在掌运图与"洛书"的演示图（图7-4）中我们还可以进一步衍生出"洛书"倒像，进行临床手针时的具体应用，可以357卯酉线为轴，垂直翻转，也可以结合左右翻转，这些均符合平衡之理，临床应用其趣无穷。

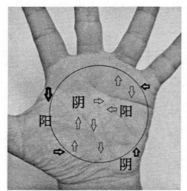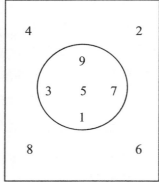

图7-3　新概念八卦真气掌运图

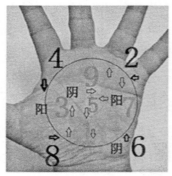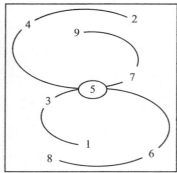

图7-4　掌运图与"洛书"

同理，在恩师《新概念针灸学》一书中的理论指导及学习现代有关腹脑的研究成果后，我们进行了新概念腹全息图的设计（图7-5），即双天枢为肘点，肘点内上1寸为腕点，中脘旁开2寸为膝，鸠尾与膝点连线中点为踝，脐壁到中脘为腰椎，中脘到巨阙为骶椎，巨阙到鸠尾为尾椎，脐到关元为胸椎，关元到中极为颈椎，中极到曲骨为头，四隅为肩髃。在具体应用时，按图示范围定大致治疗区，再进行望诊与腹部触诊，按具体望触诊所得反应点的位置定具体治疗点，直刺进针，多方探刺腹筋膜层为主，以寻求最佳针感，也就是始终贯彻杜建华先生的"病穴相应"理论。将腹部曲骨至鸠尾段任脉看成是腹督脉，腹督脉旁开半寸的肾经循行线为腹夹脊穴，旁开2～3寸为腹膀胱经穴。根据病灶选择相应的脊神经支配区（病根点），进行腹督脉点与腹夹脊点水平三针，或配合膀胱经成五针、七针的组合，具有很好的调理整体气血的作用，可达到更好地扶正以驱邪的作用。

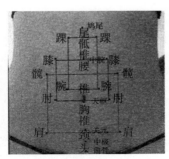

图7-5　新概念腹全息图

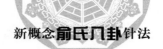

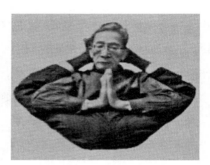

图 7-7　书摘柔术图

　　以上柔术全息对应的图片摘录（图 7-6），是为了更进一步加深对掌全息设计的一些理解，在新概念八卦掌全息中，套入了多层次的对应全息，充分应用了象气相应的原理，真是气象万千，所想即所得。

八、俞氏周天穴卦对应图

　　周天一词原是古代天文学术语，指黄道一个循环。地球绕太阳公转 360 度的运行轨迹被称为"黄道"，黄道面包括了所有行星的运转轨迹，黄道宽 18 度，恰好每 30 度范围内各有一个星座，故有十二星座，即十二地支的由来。小周天，本义指地球自转一周，即昼夜循环一周；后经引申，被内丹术功法借喻内气在体内沿任、督二脉循环一周，即真气从下丹田出发，经会阴，过肛门，沿脊椎督脉通尾闾、夹脊和玉枕三关，到头顶泥丸，再由两耳颊分道而下，会至舌尖（或至迎香，走鹊桥），与任脉接，沿胸腹正中下还丹田，循环一次为一周，因其范围相对较小而称小周天。在道家，将锻炼真气沿任督二脉循环的养生法称为小周天功。在周天功法中，做到真气打通任督二脉，功夫便已成了一半。道家所传内经图中有非常形象的整个训练过程的描述，是历代修身养性的经典功法。

　　人之身后有三关，尾闾、夹脊、玉枕，前有上、中、下三丹田。古哲有言："后关通，一半功，缩艮开乾是正功。"又言："前关闭，降心气，功从夏秋阴阳济。"

103

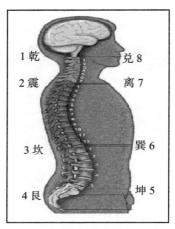

图8-1 俞氏周天应卦图

人体后天的营卫运行方式为阳敷阴衍，阳气下达阴气上奉，督脉玉枕降而任脉尾闾升，则周天穴卦的轨迹为（图8-1）中1到8的顺序。

天雷无妄（图8-2）→雷水解→水山蹇→山地剥→地风升→风火家人→火泽睽→泽天夬（图8-3）。

此谓生命的顺行之道，是万物趋灭的先天自然属性，一切以生长为律的生命体必然遵循这个自然的法则而最终走向灭亡。

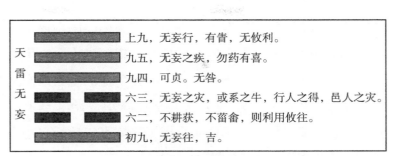

图 8-2　天雷无妄卦

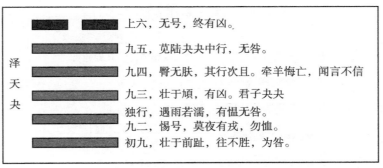

图 8-3　泽天夬卦

明代张三丰有关内丹学的《无根树》第五段中这样写道：

无根树，花正偏，离了阴阳道不全。

金隔木，汞隔铅，孤阴寡阳各一边。

世上阴阳男配女，生子生孙代代传。

顺为凡，逆为仙，只在中间颠倒颠。

这句"顺为凡，逆为仙，只在中间颠倒颠"说明了古人返其道而行之，以期望生命永恒的美好愿望，这是

古人对生命认识的高度智慧。在道家周天内经图中揭示的
阳气任脉降督脉升，是为逆行的生命之道，是生命向生的
自然属性，是道家追求生命永恒、把控生命的复命返本之
道。应用这个思想，则周天穴卦从任脉承浆始降至下丹
田，继而升到督脉玉枕的道家小周天修炼真气运行轨迹为
（图 8-1）"俞氏周天应卦图"中 8 到 1 的逆行顺序。

天泽履（图 8-4）→泽火革→火风鼎→风地观→地山
谦→山水蒙→水雷屯→雷天大壮（图 8-5）。

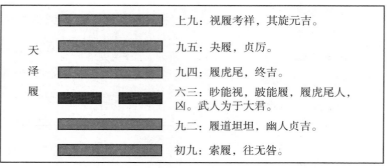

天

泽

履

上九：视履考祥，其旋元吉。

九五：夬履，贞厉。

九四：履虎尾，终吉。

六三：眇能视，跛能履，履虎尾人，
凶。武人为于大君。

九二：履道坦坦，幽人贞吉。

初九：索履，往无咎。

图 8-4　天泽履卦

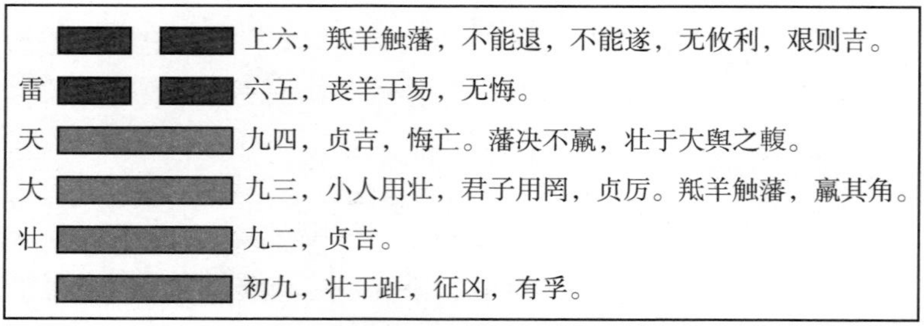

雷

天

大

壮

上六，羝羊触藩，不能退，不能遂，无攸利，艰则吉。

六五，丧羊于易，无悔。

九四，贞吉，悔亡。藩决不羸，壮于大舆之輹。

九三，小人用壮，君子用罔，贞厉。羝羊触藩，羸其角。

九二，贞吉。

初九，壮于趾，征凶，有孚。

图 8-5　雷天大壮卦

106

明朝李时珍所著《奇经八脉考》曰："任、督二脉，人身之子午也。乃丹家阳火阴符升降之道，坎水、离火交媾之乡。"道家认为小周天的上中下三丹田、上中下三关打通后，则任、督脉可循环周流，更加激发其潜力，能达到增强体力、抵抗疾病、延年益寿的功效。"内经图"曰："我家播种自家田，可育灵苗活万年；花似黄金苞不大，子如玉粒果皆圆；栽培全藉中宫土，灌溉须凭上谷泉；有朝一日功行满，便是蓬莱大罗仙。"

小周天运行和人体任督二脉的循行轨道基本相同，但任督二脉主干的循行都是从下往上走，小周天真气在体内沿任、督二脉循环一周的路径为：气海（下丹田）—会阴（阴窍）—长强（尾闾）—命门—至阳（夹脊）—大椎—风府（玉枕）—百会（泥丸宫）—印堂（上丹田）—直下素髎或分两股—左右目珠—左右承泣（眼下）—左右面颊—舌尖（鹊桥）—天突（重楼）—膻中（中丹田）—鸠尾—神阙—气海（下丹田），又称子午周天、抽坎填离、水火既济、玉液还丹等。小周天除任督二脉循行外，还包括任督络脉的循行，督脉之络脉从长强穴处由督脉分出，在脊柱两旁肌肉边上行，直达项部，散络于头上，下面在肩胛部左右有分支，走向与足太阳膀胱经脉相似，穿入腰骶两旁的椎旁肌内。任脉之络脉从鸠尾发出，向下布散于腹部，以进一步加强小周天与十二经脉脏腑的联系，增强小周天真气运行的调节功能，也有人认为还应包括中脉，中脉是处于人体正中大脉，自会阴上至百会，为一空虚管道，内容先天精气，联络七轮，通络四肢，中脉对人体调节功能更强。《道德经》第四十二章说道："道生一，一生二，二生三，三生万物。万物负阴而抱阳，冲气以为和。"我以为中脉即是冲（调节运行）任督之阴阳之气，以达到全身气脉阴阳和合之脉，我们新概念八卦针法的四步总框架也是出于这种理念。

小周天运行是任督二脉功能的升华，是任督二脉组成的真气循环系统，虽基于任督二脉，但其功能已远超任督二脉本身，是任督二脉的有机结合，其功能包括了任督二脉的主干、分支，也包据了任督之络脉，明代杨继洲《针灸大成》曰："二脉上下，旋转如圆；前降后升，络绎不绝。久而行之，关窍自开，脉络流通，百病不作。"

任督二脉是小周天的理论基础和物质基础，二者犹如物质与功能的关系，小周天功能活动是任督二脉的具体体现，离开了任督二脉，小周天就成了"无源之水、无本之木"，任督正常，则小周天功能正常，如任督二脉虚弱，则小周天功能不足，任督二脉一行于前，一行于后，直接相交，关系密切，功能交合，共同维系着小周天的运行体系。

督脉（图8-6）位于后正中线，为阳，总督一身之阳；任脉（图8-7）位于前正中线，为阴，总督一身之阴。任督二脉可总督人体一身之阴阳，故多合在一起称之为任督二脉。

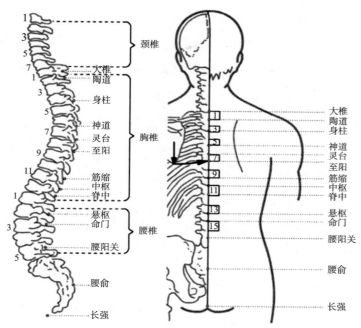

图 8-6　督脉基本穴位图示

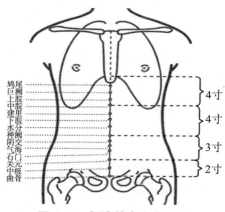

图 8-7　任脉基本穴位图示

小周天是道家修炼的概念，是以任督二脉的主干为循行路线，从下丹田出发，向后沿后正中线，过头顶，沿前正中线，到下丹田为一周，环形循环，周流不息。既不同于任督二脉，也不同于奇经八脉，小周天为修炼的一个独立系统，任督二脉同起于会阴，都向上循行，交于口上下。任脉向前，行于前正中线，于承浆交会于督脉，督脉向后，行于后正中线，与龈交会于任脉，虽然循行路线相同，但循行方向不同，呈单个存在，不成体系。任督二脉的腧穴为中医学的概念，任脉24穴，督脉28穴，共计52穴，分布于前后正中线上。小周天的穴位是道家修炼者的概念，主要有三关、三丹田等，它们多与任督之穴重叠，但又不完全对应，是道家修炼的重点，既是意念的指引下易于堵塞的几个关窍，也是病理情况下易于阻塞之处，是病变位置所在，是治疗的重中之重。

小周天之督脉为阳经之海，能调节诸阳经，任脉为阴经之海，能调节诸阴经。任督二脉可调节阴阳经十二经气血，小周天由任督二脉组成，故可以调节十二经脉，并通过十二经脉进而调节全身，为人体的调节系统。

人体是以脏腑为核心的统一体，依靠经络将人体内外、上下、各组织、器官连接成一个有机整体。人体的联络是通过经络实现的，经络既是联络系统，又是调节系统，经络联络，调节着人体各组织、器官的功能活

110

动，奇经八脉又是十二经脉的调节系统，沟通了十二经脉之间的联系，将有关经脉联系起来，起到统摄有关经脉气血、协调阴阳的作用，并对十二经脉气血有贮蓄和渗灌的调节作用。当十二经气血旺盛时，奇经予以储蓄，十二经需要气血时，奇经给予供应、灌注。小周天之任督二脉又是奇经八脉的调节者，是更高层次的调节，任脉为阴经之海，调节诸阴经，督脉为阳经之海，调节诸阳经，任督之络脉也协助任督二脉联络、调节，共同调节着人体的阴阳经和与其络属的脏腑，使之保持平衡。小周天为机体调节的核心。小周天的功能活动为"气"，它以先天肾气为根本，以后天脾胃之气为持续补充，依赖于肺宗气贯心脉、行气血，与心主血脉，肝主疏泄、调节气机的功能协调、配合。《黄帝外经解要与直译·考订经脉》曰："名之为足少阴者，脉起于足少阴之下也，由足心而上而循内踝之后，别入跟中，上腨出腘，上股贯脊，乃河车之路，即任督之路也。然俱属于肾，有肾水而河车之路通，无肾水而河车之路塞，有肾水而督脉之路行，无肾水而督脉之路断，是二经之相通相行，全责于肾，故河车之路、督脉之路，即肾经之路也。"脏腑为小周天功能活动的物质基础提供了不竭源泉，脏腑功能活动正常，小周天之气才能旺盛，功能活动才能正常，如脏腑之气虚弱，小周天之气化生不足，功能活动就会减弱，小周天由任督二脉组成，其功能为任督二脉功能

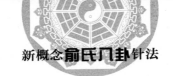

的复合、提升，功能远大于任督二脉，不是简单的任督
二脉功能相加，更不是任督二脉功能具体表现。

　　小周天统摄阴阳经是通过任督二脉与十二经多次反
复交会、相邻循行、脉气相通实现的。小周天之任督络
脉加强了对阴阳经的统摄作用，任脉之络鸠尾，通过腹
部加强了与手足三阴经的联系，督脉之络脉长强通过头
颈、腰背、肩胛部加强与手足三阳经的联系，更进一步
加强了小周天之任督二脉与其他经络的联系。经络为机
体运行气血的通道，运行气血是经络的主要功能之一，
小周天由任督二脉组成，为经络的主干，也为气血运行
的通道，任督二脉之络脉也加强了其气血的运行，由于
其为机体最主要、最直接、口径最大的经络，故有"任
脉主血，督脉主气，为人体经络主脉"之说。相对于整
个经络系统，小周天之任督二脉，也是气血运行最主要
的通道，为气血运行的"高速公路"。人体由五脏六腑、
四肢百骸、五官九窍、皮肉筋骨等组成，它们各有其独
特的生理功能，通过经络的联系作用，这些功能才能达
到相互配合、相互协调，从而使人体形成一个有机的整
体，而协调这些沟通的主要经络为任督二脉，小周天能
统摄诸经，是机体沟通协调的中心。同时任督二脉也是
感应刺激、传导信息的中心，当人体的某一部位受到刺
激时，这个刺激就可沿着经脉传入人体内有关脏腑，使
其发生相应的生理或病理变化，而这些变化，又可通过

经络反映于体表。这些信息传导、传递的中心环节为任督二脉。负责沟通联络的不但是任督二脉本身，其络脉也加强了联络、传递作用。由于小周天具有机体沟通联络功能，所以能调节人体的功能活动，使人体保持协调、平衡，当人体的某一脏器功能异常时，可运用针刺等治疗方法来进一步激发经络的调节功能，从而使功能异常者恢复正常。《素问·骨空论》篇曰："督脉者……至少阴，与巨阳中络者，合少阴上股内后廉，贯脊属肾……入循膂，络肾。"可见督脉"贯脊属肾""入循膂，络肾"，而足少阴肾经只属肾，督脉与肾的关系超过足少阴肾经，且督脉又与足少阴肾经相合并行，所以督脉与肾的关系超过任何经脉，包括足少阴肾经，任脉与肾经交会于中极、关元等，肾内存元阴元阳，小周天通道中有真气充实，故小周天与肾的功能相似，其循行下腹部、腰骶部，与肾同处元气聚集区，故有一定程度的化生元气的功能。《奇经八脉考》曰："医书谓之任、督二脉，此元气之所由生，真息之所由起。"小周天化生元气是通过肾主元阴、元阳，为先天之本，且小周天之任督二脉与肾关系密切、经脉相连、脉气相通、互相络属、小周天内充实真气而实现，《黄帝外经解要与直译·任督死生》曰："肾之气必假道于任督二经。"故小周天疗法具有补虚培元、温补元阳、滋补肝肾的功能，任督二脉补肾作用远超肾经等其他经脉，为机体补肾最强的经脉，其穴位也为补肾要穴。

综观上述，道家周天运行的修炼对于人体生命层次的提升确实有着很重要的实际意义。俞氏新八卦正是妙合道家之生命道场，其排列妙合道家周天之美好寓意，从 1 到 8，为人生自然之理，生老病死，万物所归。人之始，初生牛犊不怕虎，旺盛的阳气从 1 始降，故小儿头部发育最快从而显得特别大。养小日日鲜，二月的婴儿都能和你喃喃而语。男七女八，我以男女七八之和十五为基数，以应人生之八卦，以年计数。到艮为 4×15=60，至 60 岁人体的阳用功能已经发挥到了极致，物极必反，从坤足开始由盛转衰，人体自身阳用的调节功能衰退。故说，人老脚先衰。理想状态衰至兑，又历经 4×15=60。至 120 年衰至头而亡决。我们的先贤们，用智慧的周天逆行之法，从 8 到 1，从履到大壮，达到生命的复命返本，以祈求实现永生不灭的美好梦想，也寓意着我们华夏民族永恒相传的美好祝愿。感恩先辈！

从上述的引文可见，俞氏周天穴卦之对应，其理也必符合易之大道，非妄自凭空臆想所得。在临床治疗中，充分合理的应用周天 8 穴，能起到疏通任督二脉，协调人体能量的相对平衡态，从整体上对疾病的恢复起到一个良好的协同作用。通过对任督周天 8 穴（区）的合理刺激，体现乾坤（督脉任脉）的定人体天地、调中的深刻内涵。

　　我们将头部的风府玉枕关区定为周天 1 穴应乾 1 区。此处为头颈交界处，上为乾下为震，上天下雷为天雷无妄卦。具体应用时甚至可以考虑风池、百会、囟门、印堂、人中等整个头部穴位及上颈部穴位。在临床治疗过程中，我们常常把整个头部看成乾卦，而颅骨则是乾中之乾（骨属乾），刺激颅骨，能更有效地激发乾阳，起到温阳通脉，生阳化阴的作用，同时，通过针刺改变颅骨的微细结构，反馈性的调整大脑母体功能，改变与疼痛记忆有关的杏仁核功能，尤其对复杂的慢性疼痛或非疼痛病症有着积极的调节作用。

　　颈部的大椎区为周天 2 穴应震区，为颈胸结合部，为雷水解卦，我们认为是治病第一穴。也就是在我们人体的躯干部，我们将大椎定为解穴，即躯干部解病第一穴。我们参考上述图 6-7 和图 7-6，推演出手部第一、第二掌骨基底结合部之象既是人体躯干的大椎象，也是手掌背八卦之艮卦所在。由此我们定人体手部第一、第二掌骨基底结合部为手掌大椎，也就是手掌之解穴，也即是手部解病第一穴，尤其是上胸椎以上部位所产生的问题。但当我们将图 7-6 之象转成食指尖向下，那么其象又变成食指为下肢，拇指为外生殖器，第一、第二掌骨基底结合部为腹股沟盆底之象，成为下焦下肢之通道。

　　胸椎腰椎为周天 3 穴，应坎区。以至阳到上腰段为主。酌选整段胸椎腰椎上的阳性反应点。

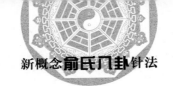

八髎区为周天 4 穴，应骶尾艮区。

会阴区为周天 5 穴，应坤区，与头乾区对应，为下丹田，包括尾闾关。操作熟练者可深刺长强穴，其效更为显著。

耻骨区为周天 6 穴，应巽区，为下丹田，与颈椎震区相应，是八字疗法颈椎对应区之一。

膻中区为周天 7 穴，为耻骨上到膻中，应离区，与胸椎腰椎坎区相应，为中下焦。包括关元、中脘、鸠尾。

承浆区为周天 8 穴，应兑区，也属上焦，与骶尾椎艮区相应（图 8-8）。

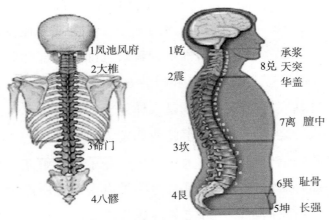

图 8-8　俞氏周天卦穴相应图

在每个区段的穴位并非独一。具体应用时应灵活对待，应在相应区段内进行阳性点的排查。在应用《新概念俞氏八卦针法》一书的理论过程中，常规取卦针刺无效时，或患者体质相对偏弱时，可配合周天8穴以加强疗效。具体用针时周天8穴以叩骨为准。骨为乾为阳，叩骨能激发人体阳气，温阳祛寒湿，提高人体整体能量。操作时注意熟悉局部解剖，预防针刺意外的发生。以下为常用穴位的介绍：

1. 玉枕关

玉枕关位于后枕部枕外隆突下，是"神"的中心，此处是生命之根，为道家内丹最不易通过之处，其窍最小而难开，《奇经八脉考》曰："灵枢经曰：颈中央之脉，督脉也，名曰风府。"《尹真人寥阳殿问答》篇曰："人之后脑骨，一名风池，其旁最小而难开……此关名曰玉枕，又曰铁壁也。"此处是生命之根，如受损伤，轻则神志不清，重则死亡。其位于风府穴稍上，为颈部筋膜的汇聚处，人体最早的活动为抬头，枕外隆突为最早的应力点；也是应力最集中处，活动时间最长、频率最高，易于损伤之处，经脉在此处易于瘀滞，也是小周天之督脉易于阻塞之处。

【定位】后发际正中直上一寸之上，督脉循行路线上，风府与枕外隆突之间，两斜方肌之间的凹陷中，内上按之较硬，有骨质感。

【解剖】在项韧带和项肌中、深部为枕骨、骨膜、脑膜、蛛网膜、小脑延髓池，有枕动、静脉分支及就间静

117

脉丛，分布有第三颈神经及枕大神经支。

【功效】疏散风热、开窍醒脑、定志安神、补肾强脊、舒筋活络。

【主治】癔症、中风不语、悲恐惊悸、半身不遂、眩晕、头痛、颈项强痛、腰脊强痛、膝关节疼痛、风湿痛、咽喉肿痛、目痛、失音。

【穴解】本穴为督脉头部穴位，督脉调节诸阳经，位居头上，具有清利头目、疏散风热、消肿止痛之功，主治头痛、咽喉肿痛、目痛、失音、鼻血等。督脉属于脑、络于脑、循行于脑，与脑关系密切，督脉主脑病，脑为元神之府，本穴归于督脉，位居脑后，故有开窍醒脑、安定志神、息风止痉、化痰定惊之功，主治癫、痫、癔症、惊悸、失眠、多梦、中风、眩晕、面瘫。督脉"贯脊属肾""入循膂，络肾"，故本穴还具有补肾培元、强腰脊、舒经气、通经络之功，用以治疗阳痿、早泄、颈项强痛、腰脊强痛、膝关节疼痛、风湿等病症。

2. 夹脊关

夹脊关为中关，位于两肩胛骨下角之间，与"中丹田"膻中穴前后平行相对的脊椎骨之中，又称双关、辘轳关，其关在背脊正中，又称十四椎、胸七椎，当至阳附近。俯卧位时，位于两肘尖连线的正中。其关在背脊正中，为脊柱之枢纽。

【定位】第七胸椎棘突及其下凹陷中。

【解剖】在腰背筋膜，棘上韧带及棘间韧带中，有第七肋间动脉后支，棘间皮下静脉丛，深部有黄韧带、椎骨、棘突、硬脊膜蛛网膜、软脊膜、脊髓等，分布有第七胸神经后支内侧支。

【功效】疏肝理气、宣肺调中、开窍醒脑、定志安神、补肾强脊、舒筋活络。

【主治】胸胁胀痛、黄疸、腹痛、咳嗽、气喘、腰背疼痛、脊强、癫症、中风不语、悲恐惊悸、半身不遂、眩晕。

【穴解】本穴归于督脉，近于肝俞，可调节督脉经气、肝阻功能，有舒泄肝胆瘀滞、理气止痛、健脾调中之功，主治胸胁痛、黄疸、腹痛等。

本穴位居背部，近肺脏，通肺气，具有宣肺理气、止咳平端之功，主治咳嗽、气喘等。本穴有疏通督脉、补肾强脊、舒筋活络之功，主治腰背疼痛、脊强等。

本穴有开窍醒脑、定志安神之功、用以治疗、癫、痫、癫症、中风不语、悲恐惊悸、半身不遂、眩晕等。

3.尾闾关

【定位】在骶骨正中。

【解剖】有脊上韧带、筋膜，深部有骶峥骨。

【功效】清热利湿、息风安神、补肾培元、舒筋活络。

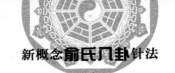

【主治】泄泻、便秘、便血、痔疾、脱肛、癫狂、脊强反折、阴部湿痒、腰背、尾骶部疼痛等。

【穴解】本穴位于骶部，具有调理下焦、清热利湿、理肠通腑之功，本穴为"水火之际"，内通于肾，具有补肾培元、温补肾阳、滋补肾阴之功，治疗肾虚之阳痿、早泄、不孕不育、各种肾虚内脏病证等。

本穴归于督脉，督脉通于脑，脑为元神之府，故有祛风化痰、安神定志之功，主治癫狂、痫证、中风、面瘫、失眠、多梦等，也具强腰膝、壮筋骨、通络止痛之功，主治腰背、尾骶部疼痛、风湿疼。

4. 风府穴

【定位】在后发际正中直上 1 寸处。

【解剖】皮肤、皮下组织、项韧带、棘韧带、黄韧带，穴区内伴行动脉，深层有枕大神经和枕动脉，再深层有硬脊膜和脊髓。

【操作】直刺或向下斜刺 0.5 ～ 1 寸，不可深刺，以免伤及深部延髓。

5. 风池穴

【定位】位于颈部，当枕骨之下，与风府穴相平。

【解剖】项部枕骨下，斜方肌上部外缘与胸锁乳突肌上端后缘之间凹陷处。当风府与翳风之间，或颞骨乳突尖（下端）与第二颈椎棘突之间连线的中点。

【操作】针尖斜向内上，向颅底骨面方向斜刺至骨，可灸。

6. 大椎穴

颈椎为下颈部活动牵拉之处，是颈部活动的枢纽，为颈胸交界处，是应力集中处，易于损伤，为病变部位，也为治疗部位，大椎为手足三阳、督脉之会，为阳气会聚之处。

【定位】第七颈椎棘突及其下凹陷中。

【解剖】在腰背筋膜，棘上韧带及棘间韧带中，有颈横动脉分支，棘间皮下静脉丛；布有第八颈神经后支内侧支。深层有椎管、棘突、脊髓、自主神经、脊膜、韧带等。

【功效】疏风解表、清解里热、舒筋活络。

【主治】热病、咳嗽、气喘、项强、肩背痛、腰脊强、小儿惊风、五劳虚损、乏力、中暑、呕吐、黄疸、风疹等。

【穴解】本穴位于颈部居上属阳，有向上向外之性，能散寒解表、疏风散热，主治外邪侵袭肌表所致表证。

本穴为手足三阳、督脉之会，能散阳邪，解里热，具有清热泻火、解毒去暑之功，是治疗里热炽盛的常用穴。

督脉为阳脉之海，本穴归于督脉，是督脉与诸阳经之会，为阳气会聚之处，能振奋一身之阳气，鼓动、调节全身之气血，对机体有强壮补虚培元作用。主治五劳虚损、七伤乏力、骨蒸潮热等疾患。督脉通于脑，脑为元神之府，本穴隶属督脉，故有定惊宁神、息风化痰之功，位居上背部，内通于肺，具有止咳化痰、宣肺平喘之功，位于颈部活动底座枢纽部位，为颈部活动应力较大之处，还有通督脉、祛风湿、通经络、修复损伤之功，用以治疗项强、肩背痛、腰痛等。

【操作】取穴时正坐低头，该穴位于人体的颈部下端，第七颈椎棘突下凹陷处。若突起骨不明显，让患者活动颈部，不动的骨节为第一胸椎，约与肩平齐。

斜刺 0.5～1 寸，可灸。针尖位于颈 7 与胸 1 的棘间韧带处，或向外 45 度透刺关节突。

7. 至阳穴

【定位】第 7 胸椎棘突下凹陷中。

【解剖】有腰背筋膜，棘上韧带及棘间韧带，有第 7 肋间后动、静脉背侧支及棘突间静脉丛，布有 7 胸神经后支的内侧支。

【操作】斜刺 0.5～1 寸。针尖在胸 8 棘突上缘或胸 7 胸 8 棘间韧带处。

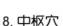

8. 中枢穴

【定位】第 10 胸椎棘突下凹陷中。

【解剖】布有腰神经后支内。

【操作】直刺 0.5 ～ 1 寸，可灸。针尖在胸 11 棘突上缘或胸 11 胸 12 棘间韧带处。

9. 命门穴

【定位】位于腰部，当后正中线上，第 2 腰椎棘突下凹陷中。

【解剖】在腰背筋膜、棘上韧带及棘间韧带中，有腰动脉后支及棘间皮下静脉丛，布有腰神经后支内侧支。

【功效】培元固本、温肾壮阳、强健腰膝。

【主治】遗精、阳痿、早泄、腰坠、赤白带下、月经不调、遗尿、尿频、耳鸣、头晕、泄泻、腰痛、脊强、下肢疾痹、风湿疼痛、手足逆冷等。

督脉行于脊中，内络于脑，脑为元神之府。本穴归于督脉，故有健脑益智、镇惊安神之功，用以治疗惊恐、健忘、心烦、失眠等。

【操作】直刺 0.5 ～ 1 寸，可灸。针尖在腰 3 棘突上缘或腰 2 腰 3 的棘间韧带处。

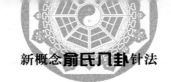

10. 尾闾穴

【定位】在尾骨尖端下。

【操作】点刺尾骨骨膜数下，可灸。

11. 腰阳关穴

【定位】第4腰椎棘突下凹陷中，后正中线上，约以髂脊相平。

【操作】向上斜刺 0.5 ～ 1 寸，多用灸法。针尖在腰 5 棘突上缘或腰 4 腰 5 的棘间韧带处。

12. 曲骨穴

【定位】仰卧位。在前正中线上，耻骨联合上缘的中点处。

【解剖】穴下为皮肤、皮下组织、腹白线、腹横筋膜、腹膜外脂肪、壁腹膜。浅层主要布有髂腹下神经前皮支和腹壁浅静脉的属支，深层主要有髂腹下神经的分支。

【操作】耻骨联合上缘中点进针，针体贴耻骨联合内骨缘，微斜向外阴部刺入 1 ～ 2 寸，以阴部出现放射性异感为准。穴位内为膀胱，故应在排尿后进行针刺，可灸。孕妇禁针。针尖在膀胱与耻骨联合组织间隙，紧贴耻骨联合内骨缘。为加强疗效，可在中点旁开一定距离左右各刺一针，针尖在耻骨上支骨面。

13. 鸠尾穴

【定位】上腹部，前正中线上，当胸剑结合部下1寸。

【解剖】在腹白线上，腹直肌起始部，深部为肝脏，有腹壁上动、静脉分支，布有第六肋间神经前皮支的内侧支。

【操作】斜向下刺 0.5 ～ 1 寸，可灸。针尖在剑突尖骨面。

14. 天突穴

【定位】位于颈部，当前正中线上胸骨上窝中央。

【解剖】皮肤→皮下组织→颈白线或胸骨甲状肌→气管前间隙→胸腺。

左右胸锁乳突肌之间，深层左右为胸骨舌骨肌和胸骨甲状肌；皮下有颈静脉弓、甲状腺下动脉分支；深部为气管，再向下，在胸骨柄后方为无名静脉及主动脉弓；布有锁骨上神经前支。

【操作】斜向下刺 0.5 ～ 1 寸，可灸。针尖在胸骨上窝中央骨面。

15. 承浆穴

【定位】颏唇沟的正中凹陷处。

将头部稍微向后仰，嘴巴微张，可使下唇与下颚间的凹陷更为明显。

【操作】直刺 0.5 ～ 1 寸，针尖在颌骨骨面。

16. 兑端穴

【定位】上唇的尖端，人中沟下端皮肤与唇的移行部。

【解剖】在口轮匝肌中；有上唇动、静脉，有面神经颊支及眶下神经支。

【操作】斜刺 0.2 ～ 0.3 寸，不灸。

17. 印堂

为上丹田，是"意"的中心，真气的根源，此穴至为重要。因为精神意识是生命的主宰，真气是生命之根本，能意识中定，才能感应到整体，其气归根才能运化全身，此穴是生命活动的核心，守之可祛病延年，失之则衰老衰亡。意的活动都是通过此穴，是识神的"出入之门"，出则死，入则生，故又有"生死户"之称。

【定位】在头部，当两眉头间连线与前正中线之交点处。

【解剖】浅层皮肤由额神经的滑车上神经分布。肌肉由面神经的颞支支配，血液供应来自滑车上动脉和眶上动脉的分支及伴行同名静脉，深层有颅骨、硬脑膜、蛛网膜、软脑膜、大脑。

【功效】宁心安神、息风定惊、疏风清热、明目通鼻。

【主治】眩晕、中风、面瘫、头疼、失眠、多梦、目痛、鼻塞、鼻渊、眉棱骨痛、小儿惊风等。

【操作】斜刺 0.2 ～ 0.3 寸，不灸。针尖在额骨骨面。

18. 膻中

为中丹田，为宗气之所聚，元气的聚集处，又称气舍、绛宫。

此窍开则心胸开阔，形体舒展，经气通顺。为八会之气会穴，心包募穴，足太阴、少阴，手太阳、少阳，任脉交会穴。

【定位】在前正中线上，两乳头之间，为胸骨正中央。

【解剖】在胸骨体上，有胸廓内动、静脉的前穿支，深部有胸膜、胸骨、胸腺，分布有第四肋间神经前皮支的内侧支。

【功效】宽胸理气、安神定志、调理脾胃、降逆化痰。

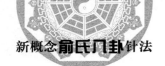

【主治】胸痹、心痛、心悸、心烦、咳嗽、气喘、产妇少乳、乳痈、呃逆等。

【穴解】本穴位居胸部，为气之会，宗气之所聚，是理气要穴，具有宽胸理气、通阳化浊、宣肺化痰、止咳平喘、开郁散结之功，主治胸痹、心痛善、咳嗽、气喘、呃逆等。

本穴为心包募穴，心包为心之外卫，心主神志，故有安神定惊、清心除烦之功。

此外，本穴还有调理脾胃、降逆止呕、疏肝理气之功，用以治疗呕吐、呃逆。

【操作】平刺或斜刺，不灸。针尖在胸骨骨面。

19. 下丹田

下丹田为任脉气海至关元穴，脐下 1.5 ～ 3 寸之处，为藏精之所。是元精的聚集之处。又称精舍、生宫。

【定位】在前正中线上，脐下 1.5 ～ 3 寸。

【解剖】在腹白线上，深部为小肠，有腹壁浅动、静脉分支。腹壁下动，静脉分支，分布有第十一肋间神经前皮支的内侧支。

【功效】补肾培元、利下焦、行气散滞。

【主治】遗精、阳痿、小便不利、月经不调、崩漏、带下、阴挺、恶露不止、胞衣不下、不孕、痛闭经、形体羸瘦、四肢乏力。

【穴解】本穴为藏精之所、元精的聚集之处，具有大补元气、补血填精、益气固脱之功。本穴深部有膀胱，具有通利水道、利尿通淋之功，用以治疗水肿鼓胀、小便不利、淋证、癃闭等。

本穴位居脐下，深部为肠，有健脾和胃、理气调肠、祛湿化浊之功，用以治疗脐腹痛、脘腹胀满、便秘、水谷不化、泄泻、痢疾等。本穴还具有调理气机、纳气平喘之功，用以治疗肾不纳气之气喘。能治疗较重督脉病证，《黄帝内经·素问·骨空论》曰："督脉生病治督脉，治在骨上，甚者在脐下营。"

20. 百会

百脉交汇处，为手足三阳，督脉，足厥阴肝经之会，又名"三阳百会"定位：位于头顶正中线与两耳尖连线的交叉处。

【操作】直刺，针尖在颅骨骨面。

21. 会阴

阴窍亦名"海底"，在裆部两阴之间（相当于会阴穴）。

【定位】在肛门与阴囊根部（女性为大阴唇后联合）连线中点。

【解剖】在球海绵体中央，有会阴浅、深横肌，有会阴动、静脉分支，分布有会阴神经分支。

【功效】清热利湿、强肾调经。

【主治】阴痛、阴痒、阴部汗湿、脱肛、阴挺、痔疾、遗精、月经不调、小便难、遗尿、昏迷等。

【穴解】本穴归于任脉，位居阴部，属水，具有清热祛湿利尿之功，主治阴痒、阴痛、阴部汗湿、痔疾、小便难等。

本穴为任脉、督脉交会穴，督脉通于脑，脑为元神之府，故有开窍醒脑、化痰定惊之功，主治昏迷、癫狂、惊病等。

本穴通于督脉，督脉总督一身之阳，同时具有近治作用，有升阳固脱举陷之功，主治脱肛、阴挺等。

本穴为任脉、冲脉的交会穴，冲脉能调节十二经气血，故有调冲任、活血通经之功，主治月经不调、痛经、阴痛等。

【操作】直刺 0.5 ～ 1 寸，孕妇慎用，可灸。由于取穴不方便，较少运用。临床应用长强相对多些。

22. 颅骨缝

人体前后囟门为大脑与自然界进行物质交换的窗口，接受自然界物质、信息、阳气之处，前囟门位于前顶，出生后 2 岁以内闭合，遗留矢状缝、冠状缝，后囟门位于枕上，在出生后 6 ～ 8 周龄闭合，遗留人字缝，未闭合时前后囟是大脑接受自然界精气的窗口，闭合之后，留有微小缝隙，也是接受自然界精气集中之处。人字缝、矢状缝、冠状缝在头平面正好是一个四肢张开的人体象，我们新概念八卦针法在头部的应用上，常采取在头颅颅缝处进行刺激，以改变颅骨的微细结构，达到大脑皮层母体功能的反馈性调整，同时，头部属乾，骨组织亦属乾，颅骨为乾中之乾，阳位之阳，刺激颅骨，其生阳之力可见非同一般。对于脉细弱无力、体虚之人，可先给予培元固本之法，可以中药，亦可以微针调之。

九、新人体八卦图在手掌的分区定位

八卦为宇宙全息模型，人体与宇宙一气同构，八卦同样适用于人体，只要在人体相对圆形的全息元上，甚至任意一个点，均可以套用八卦结构模型，以达天人在一气层次上的相应关系。如手、足、头、眼、脐、脸、舌等阳性痛点。我们以左手掌为例，用"新概念人体八卦模型图"进行套合（图9-1）。

设中指指根横纹中点为掌百会点，远端掌根近大陵处最松软凹陷点为掌阴跷，此两点连线为掌子午线，经过掌子午线中点划一水平线，称为掌卯酉线，两线"十"字交叉点为中心原点，各旁开22.5度，即分成8个扇形分区。一掌百会点为1区，沿掌桡侧逆时针方向依次为2、3、4区，掌阴跷为5区，沿掌尺侧逆时针方向依次为6、7、8区。在针刺时，在相应的区位内找纹理、压痛点、结节等阳性反应点，并根据病灶的表里前后做适当调整。

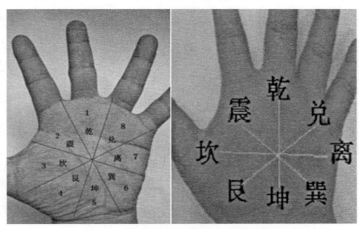

图 9-1　手掌与手背的分区定位

手掌卦区简单定位法：

（1）1 区：上界为中指指根两侧指蹼近食指无名指两点的连线。此区为乾－区，为纯阳卦，代表气。应头面、督脉等，具生阳益气，强脊健体之功。诊治乾卦所主的人体阴面的问题。1 区相对面掌背，即第三掌指关节部也为乾＋区，诊治乾卦所主的人体阳面的问题。

（2）2 区：上界点为智慧线虎口端略下到食指根尺侧指蹼。此区为震－区，应身触，一阳动于内，具通解内部瘀滞的作用，如肩臂痛、咳喘、肝目疾病等。常用于诊治震卦所主的人体阴面的问题。2 区相对面掌背，即第二掌指关节部也为震＋区，诊治震卦所主的人体阳面的问题。

（3）3 区：上界点为 2 区的下界，下界点为拇指根指纹中点。此区为坎－区，主意法，两阴夹一阳，阴不包阳，阳自灭，坎之象，以补元阴促阳化生之功能。3区相对面掌背，即相当于传统合谷处，第二掌骨体中点区域为坎＋区，主要用于诊治坎卦所主的人体的阳面问题，如腰肾脊椎之疾，胃疾等。

（4）4区：上界点为拇指根指纹中点，下界点为第一掌骨基底。此区为艮，应舌味，为阳出于表，能温阳通表，尤其治一切表痛症。在我们《新概念俞氏八卦针法》一书中，常以大鱼际艮三针作为常规治痛卦位，结合掌背的三焦点，相互配合可治疗全身的疾病。屡屡显效，也证明了我们重视大鱼际的思路，在理论和实践中是可行的。人的生命是从呼吸开始的，肺的呼吸运动带动后天生命真正的开始，大鱼际是肺经的循行路段，那么从大鱼际肺经入手也就有了重要的意义，第一、第二掌骨基底的结合处为掌阳面的艮卦区，为《新概念俞氏八卦针法》一书的掌背上焦所在，也是我们《新概念俞氏八卦针法》一书的解穴所在，统治全身一切疾病，尤其是上焦疾病及一切表痛症，位于大肠经循行路径，与肺互为表里，从而沟通脏腑内外，从肺肠循环进而带动全身的脏腑气血运行。《黄帝内经》也有善治者治皮毛一说，皮毛又为肺所主。我们诊脉最常用的太渊脉，也是肺经的循行路段，这些都从各方面表达了肺的重要性。在临床诊治中，常用于治疗脊椎、心脏疾病、高血压、腕踝关节损伤、胃部疾病、小腿酸痛、前臂疼痛，下焦盆腔疾病、男性功能障碍、咽炎、感冒咳喘等众多问题。

（5）5区：为掌根第一掌骨基底与豌豆骨桡侧连线，此区为坤。应舌味，主血，性柔，位在掌根心包经循行路段，为下焦所在地。为下丹田，为人体的能量发动机，为最常用调整人体能量的卦区之一，临床中常配合皮内针、艾灸等方法。其在掌背的相应第三掌骨基底区域为坤+区，为《新概念俞氏八卦针法》一书的掌背中焦所在。通督升阳强脊，常配合艮三针治疗中焦区阳面疾病。

（6）6区：上界点为小鱼际中点。下界点为豌豆骨桡侧。此区为巽区，应香鼻，一阴动于内，阴气外散之势，具有阴化郁解之效，配合曲池、指曲池、7区，用于祛风止痒，大小腿髋膝痛，也用于下肢因风寒湿等造成的不适，其在掌背的相应第四五掌骨基底区域为坤+区，为《新概念俞氏八卦针法》一书的掌背下焦所在。常配合艮三针治疗下焦区阳面疾病。

（7）7区：为6区上界点到小指根指纹外点。此区为离区，应目色，两阳包一阴，补元阳生发之功能。其相对面掌背，相当于第四、第五掌骨中段处区域为离+区，用于诊治离卦所主的人体阳面的问题。此区位于太阳少阴少阳三经交汇，也是我们所重视的小鱼际区。

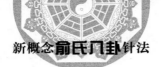
（8）8区：为1区外界点到小指根指纹外点。此区为兑区，应声耳，阴出于表，内阳涌动，一派喜悦。此处为心肺，应肩应足，应涌泉，应足弓内侧缘之脾肾经循行段的凹陷处，与我们的手掌大鱼际艮区合为山泽通气。在这两个部位选穴布针，就能达到调理全身气血的目的。

十、手部卦区与人体经络

在我们手掌分布有手三阴、三阳经，根据加拿大杜建华先生提出的，用来说明经络之间广泛联络关系的相关六经理论（我概括为自生流表别冲同，是我自编的取之法口诀，便于记忆，加了一个阴阳相生经），完美解释了通过手掌的刺激，通过相关六经法，完全可以达到牵一发而动全身的作用。在手掌八区的针刺过程中，已然在无形中通过了经络间的广泛相关性而形成了共振网结构，通过人体联织的筋膜系统产生广泛效应（丰富的神经末梢感受器），从而调整人体经络结构的平衡以达到稳序态。在具体的治疗过程中，经常无须刻意进行各种推理，随手拈来，但细细一推，却不失其理。依据相关经而选取之穴较多用于四肢，达到加强末端共振以增加疗效。再选取足的阴阳经作为配经，其疗效可能更为可靠。

（一）新八卦与手掌经络

关于卦与人体经络的先天配属，参考陈照在《易理针灸学》一书中介绍的先天卦与人体经络对应理论得出（图 10-1、10-2）。

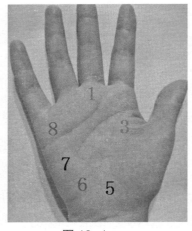
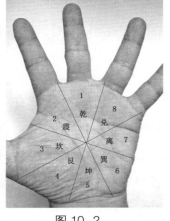

图 10-1　　　　　　　　　图 10-2

　　四个正位乾坤坎离卦为足三阴三阳经以扶正。其中乾坎 1、3 为足三阳经，坤离 5、7 为足三阴经。

　　四个斜位艮兑震巽卦为手三阴三阳经以祛邪。其中震艮 2、4 为手三阳经，巽兑 6、8 为手三阴经。

　　大鱼际区：通水土金及肝经。在董氏奇穴中大鱼际区分布有水土 3 穴，似乎可从这里得到解释。

　　小鱼际区：通水木火及脾经。在新卦疗法中，我把小鱼际阴面定为脾三点，正与小鱼际阳面的胆三点相应。

　　掌根坤 5 区：心包经、肝经、肾经和任脉。

　　虎口 2、3 区：肝经、胃经、肾经。

　　中指根下 1 区：肝经、胃经、肾经、胆经、膀胱经、督脉。

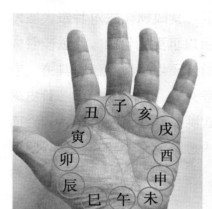 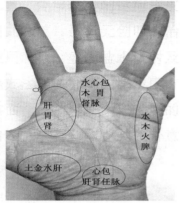

图 10-3 　　　　　　　　　图 10-4

文王后天八卦之四大对卦中的山泽通气，所指的是艮兑相配，它们在俞氏新卦中为 4、7 区相配，其经络配属为全五行分布，由此具有调理五脏五行的作用。

在俞氏新卦中 4 区与 6、8 区相配也均含山泽通气之意，寓意用好大小鱼际在"新概念人体八卦针法"中的重要性。由此，我们在结合各种手针之象的基础上，在我们新概念八卦针法中精选出两个刺激区，以通治全身。

（二）手掌干支

按照俞氏八卦排列序，推演手地支分布（图 10-3）。

十二地支与十二经络的对应关系如下：

子应足少阳胆经，丑应足厥阴肝经，寅应手太阴肺经，卯应手阳明大肠经，辰应足阳明胃经，巳应足太阴

139

脾经，午应手少阴心经，未应手太阳小肠经，申应足太阳膀胱经，酉应足少阴肾经，戌应手心包经，亥应手少阳三焦经（图10-4）。

十二地支的三合关系为：

申子辰合水局，寅午戌合火局，巳酉丑合金局，亥卯未合木局。

十二地支的二会关系为：

亥子合水行：亥应手少阳三焦经，子应足少阳胆经。

寅卯合木行：寅应手太阴肺经，卯应手阳明大肠经。

巳午合火行：巳应足太阴脾经，午应手少阴心经。

申酉合金行：申应足太阳膀胱经，酉应足少阴肾经。

辰戌丑未合土行：辰对应足阳明胃经，戌应手心包经，丑对应足厥阴肝经，未对应手太阳小肠经。

十二地支的三会关系为：

申酉戌合金行：申应足太阳膀胱经，酉应足少阴肾经，戌应手心包经。

亥子丑合水行：亥应手少阳三焦经，子应足少阳胆经，丑应足厥阴肝经。

寅卯辰合木行：寅应手太阴肺经，卯应手阳明大肠经，辰应足阳明胃经。

巳午未合火行：巳应足太阴脾经，午应手少阴心经，未应手太阳小肠经。

十二地支的六气关系为：

子午少阴君火，丑末太阴湿土，寅申少阳相火，卯酉阳明燥金，辰戌太阳寒水，巳亥厥阴风木。

十天干的五运关系为：

甲己化土，乙庚化金。丁壬化木，丙辛化水，戊癸化火。

（三）手掌三线

手掌线和掌纹的异常常反映人体的身体健康状况，在我们临床针灸过程中，可以适当借鉴加以应用。具体参阅各种手诊类书籍。下面简要普及手部主要的 3 条掌线如（图 10-5）。

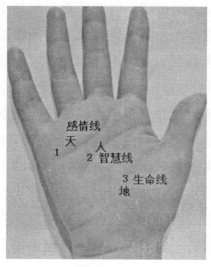

图 10-5

1线（天线、感情线、爱情线）：亦称远端横曲线，小指根下横曲线称爱情线。自小指发端延伸向示指与中指之间下方，以深长清晰色红润、向下的分支少为正常。如果爱情线断续表示心、小肠功能异常，也反映肾、膀胱器官的血液循环，一旦此线异常，即说明此类器官有可能异常。

2线（脑线、智慧线、人线）：亦称近端横曲线，小鱼际抛物线又称头脑线，与胃肠功能密切相关。此线为从食指根部到手掌中央的对角线。头脑线走向覆盖着大部分大肠经，所以与胃肠有关，若头脑线中断、颜色苍白，有胃肠疾病可能。

3线（生命线、地线）：亦称大鱼际曲线、大线，俗称生命线。位于示指指根线和拇指指根线中点，其大部分走向覆盖着肺经，所以生命线与肺呼吸器官有关。生命线还包含大肠经，与消化有关。若此线断续不连贯，手心苍白，即表示呼吸系统发病的可能性很高。

根据手掌新八卦分布模型，结合传统手诊知识，即可衍生出八卦掌诊，这将在后文进行简要介绍。

下面是具体8个卦区（图10-6、10-7）的相关经络分布：

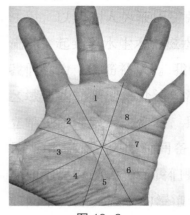

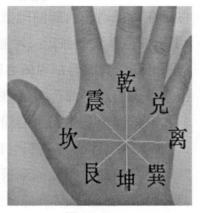

图 10-6   图 10-7

乾1区　以手掌"十"掌胃点为原点，左右各旁开22.5度的扇形延伸区域。

所在经络：心包经。

相关经络：三焦，肝，胆，胃，肾，督脉，膀胱。

卦性：纯阳之卦，刚健强壮，增生圆形硬物，上下为病，应头颅、脑。为骨骼、男性病，调气血中脉以定形。临床利用阳化气，阴成形，取1区治疗乳腺增生类疾病，与声音有关。

坤5区　1区的上下对称区域。

所在经络：心包经。

相关经络：三焦，肝，胃，肾，胆，任脉。

卦性：纯阴之卦，柔顺松解，方形软物。女性病，为骶髂骨盆，人体发动机阴跷所在，应手足、下焦病。

与味有关。

坎3区 掌中脘胃点横线桡侧上下开22.5度扇形延伸区域。

所在经络：大肠经。

相关经络：肺经，肝，胃，肾，脾。

卦性：阳，中大边小，中硬边软，阳动于中，应胸椎及其内容脏腑，从2掌骨中点透小鱼际调三焦、脾胃，通带脉，与意有关。

离7区 阴3区的左右对称区域。

所在经络：心经，小肠经，三焦经。

相关经络：心包，肝，胆，脾，肾，膀胱。

卦性：阴，中空物，应大小腿，与色有关。

震2区 阳木1区、3区之间区域。

所在经络：大肠经。

相关经络：肺经，肝，胃，肾，脾。

卦性：阳应颈椎及其前对应组织。深部结节，主动痛，为震动足、心脏，与触有关。

巽6区 阴木2区的对称区域。

所在经络：心经，小肠经，三焦经。

相关经络：心，小肠，三焦，心包，肝，胆，脾，肾，膀胱。

卦性：为风，内软外硬，上实下虚，渗出性疾病。应大小腿，与嗅觉、香有关。

艮4区 阳土3、5区之间的区域。

所在经络：肺经。

相关经络：大肠经，肝，膀胱，脾，胃。

卦性：上实下虚，外硬内软，镇痛，应肘前臂腕指，与味有关。

兑8区 1区、7区的中间区域。

所在经络：心经，小肠经，三焦经。

相关经络：心包，肝，胆，脾，肾，膀胱经。

卦性：阴，缺损象，溃疡，关节象，萎缩，声音有关，情绪，应足、盆腔。

十一、俞氏新八卦疗法具体事项

（一）禁忌证

各种严重感染期患者、急性传染性疾病、出血、恶性肿瘤、血液性疾病、精神病患者、未经医院明确诊断的急腹痛、体质极虚弱者、经长期药物治疗无效者，等等。

（二）适应证

各种针灸适应证均可，用于整体情况良好的，有明显当下症状的患者，尤其是一些农村常见骨伤痛症患者。对人体功能性疾病、各器官的功能障碍、慢性炎症，以及各个部位的软组织损伤，均有良好效果。应用九宫乾针进行无创治疗，更是适用于一般家庭保健。

（三）治疗用针

一般使用 0.20×25mm、0.25×25mm 的一次性无菌针灸针，也可以看具体病况配合内经九针应用。对于气血不虚、脉大有力的患者，可以选择相对刺激量大的刃针，异形针，粗直径的针具，总以患者整体的气血能量状态为选针依据。对妇女、儿童、体瘦者可酌情应用皮内针等短针、细针，更可以用九宫乾针进行无创叩皮治疗。在具体治疗时可以配合使用刺络、生理盐水注射及松皮针、埋线、按压、艾灸等方法。在针刺的深浅度方面，以及结合脉诊指导针刺方面，除了遵守一般针刺的原则外，也可以配合新概念内经针法与新概念卦象卦意针法。

（四）布针原则

以"中末对应松局部"四步程序为规范化组方框架。对于任意症状，均以"中末对应松局部"为框架进行具体判断选择，合理运用这四大法则，如对于单纯性的局部症状，选择松局部或结合对应与调末均可。气血不足者，则先调中，提升整体能量状态。而每一个法则里面，又有不同的具体方法，所以，在这个格式化的框架中，既有操作时灵活的应变组合，又能根据各自所学之专长无限扩大其治疗内涵。形成填充式的个体化诊疗解决模块，临床可步步为营，又可分可合，发挥所长，填空式扩展，进行立体式布针。通过整体与局部兼顾，全面调理人体的能量输布过程，以期达到平衡人体阴阳，努力激发和恢复重建人体自我趋稳功能的作用。

新概念俞氏八卦布针诀：

中末对应松局部，

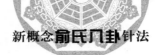

前后左右上下贯，

四象八和调阴阳，

整体局部两相宜。

1. 中

狭义而论就是以任督二脉为中心的全身整体能量的调衡，也就是着重脊柱在人体生命运动中的重要性。庄子在《养生主篇》中说的"缘督以为经，可以保身，可以全生，可以养亲，可以尽年"明确了脊柱在养生方面的重要地位。脊柱是人体的中轴，是脏腑组织结构的支撑，人体周围神经通过脊髓水平与大脑中枢联系，是人体一切能量信息传输的枢纽，能量的源泉和运动机能发源地，如拳术中的"力从脊发"意思是：练拳时讲究力量从足到脊椎到手发出。类似多米诺骨牌的意思。《新概念俞氏八卦针法》一书的手针已经涵盖"中"的内容。如在手掌新全息图中有脊柱区，阳四卦区乾震坎艮就对应了任脉之气，按乾到艮的自上而下的顺序；阴四卦区坤巽离兑对应了督脉之气，按坤到兑的自下而上的顺序。1区为乾应督脉，5区为坤应任脉。所以在掌、脐部布针也都应对了对任督二脉的调整，属于调中范畴，都能对全身整体的能量起到调衡作用。在人体躯干部，头为乾位，会阴区为坤位，头和会阴区的刺激同样达到了定位人体天地，调衡人体能量的作用。我们从西医学的角度理解，人体是以大脑为核心、为母体的，以神经系统功能为主要传递途径，以各种组织器官为主要效应器、为子体的一个高度发达、广泛联系、协调统一的自我功能调衡的子母反馈系统。通过对人体各种（有层面）效应器子体的微细结构的改变，甚至是（无层面）的信息输入，均能反馈作用于大脑母体，使母体对效应器进行反馈调节而整体趋于稳态。从这个意义上说，我们任何的刺激均具有有效性，也均具有调控大脑母体以调节人体失稳态的作用，起到一个调神的作用，这也是广义上的"中"的概念。另外说明，我们在任督脉的高能量穴，尤其是神阙部进行布卦时，采用（图 11-1、11-2）"新概念穴卦图"进行布针。在四肢手足部采用图 9-1 手掌的分区定位图，这里面主要是想表达一个先后天的问题。在督脉大穴采用水平三针或五针，如针刺命门，则配合其相关的腰 2 夹脊或肾俞。在任脉神阙进行调中时，选择在脐下一寸范围内进行缓慢垂直深刺，有寒配合灸疗，有痰湿配合中药与灸，具有通调任督的作用，安全有效。

　　将颅骨的人字缝的交叉点为太极圆点，进行圆运动轨迹设置，左为阳，右为阴，前为阴，后为阳，以人字缝太极圈左边为阳四卦，右边为阴四卦，则艮位于阳中之阴，艮覆碗，内爻为阴，震位于阳中之阳，震内爻为阳，巽下断，内爻为阴，位阴卦阴面，兑上缺，内爻为阳，位阴卦之阳面，我们学习李民老师的全息理念，将人体双上肢合并为完整太极圆，则单独上下肢即为半圆180度，每一个上下肢的阴面阳面各为90度，以手足的掌心掌背做代表。以5指趾的相对延长线为分区，将90度再分4份为各22.5度代表具体病灶所在的5个头部位点，以人字缝太极圆点为人体中轴（通过中脉脊髓），将上下肢按肩胛骨、肱骨、尺桡骨、掌部及髋骨、股骨、胫腓骨、足部按离人体中轴的远近分别纳入4个区域，为方便用针，常取离人字缝交叉点为4厘米宽部代表上下肢在头部的位点，乾至坎区域为左面上下肢阳面病，乾至离区域为右上下肢阳面病，坎至坤区域为左上下肢阴面病变投影点，坤至离为右上下肢阴面病变投影点。对于人体躯干，按照任督前后阴阳，按具体病变所在，复制其横断截面，粘贴于人字缝太极圆平面上进行定位刺激。同样运用易理原则，在相应人字缝太极圆上进行选卦布针。上为坤下为乾，前为任脉后为督脉，由坤从上向下透过人字缝原点到达乾位，为引阴入阳，为阳病阴位治，治督脉、膀胱经等后背腰部病变。反之，为引阳入阴，阴病阳位治，治体前任脉等三焦病变。应用八字先天八卦平衡原则，将立体脊躯干挤压成平面，按"新概念人体八卦模型图"进行对峙位治疗，如左边阴面病则在太极圆右边阳面相应病灶复制投射点进针，进行三点一线的点射刺激。

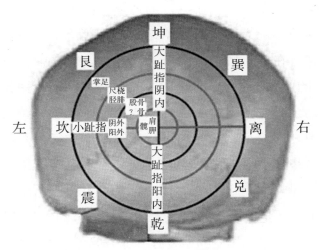

图 11-1　俞氏新概念颅八卦图

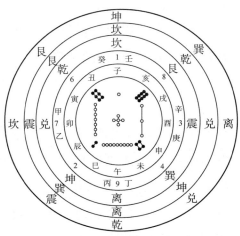

图 11-2　新概念卦洛干支应穴图

151

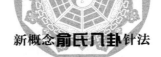

2. 末

就是调畅全身气血运行的通道。调末就是对以十二经脉为核心的人体信息网络结构的调衡。百脉通调，气血自和。在《新概念俞氏新八卦针法》一书中已经涵盖"末"的内容，手掌阴阳六经，通过经络间的规律相关性联络到全身各个组织。也可以适当在四肢相关经络尤其是末中之末的足掌趾指端进行布针以加强气血共振，引邪以出路的作用。《黄帝内经·灵枢经·脉度第十七》有"手之六阳，从手至头……手之六阴，从手至胸中……足之六阳，从足上至头，足之六阴，从足至胸中"的记载，说明手足是经气效应的始发处，尤其是手足端的五输穴。如在双手足进行针刺的合谷、太冲组合，俗称开四关，也说明了四末的重要性。在手掌部针刺已经包含了调末的意思。在调末的具体应用时，灵活组合恩师杜建华先生的相关六经法，则能取得更好的效果。

3. 对应

按照先天卦所揭示的宇宙规律，在躯干及四肢的有规律的相对应部位进行局部病根病灶部的能量调衡，这也是恩师李柏松先生所创始的八字疗法核心的一部分。同理，在掌部也可以进行全息点之间的太极球对应（杜建华）。在手掌的四肢全息图中已经很明显的表达出了部分对应的含义。在应用对应的过程中，要充分理解大无外，小无内的易理原则，这将使得对应更加生动丰富，选区定穴更加活泼灵动。

4. 局部

在病灶靶点局部进行气血阴阳调衡，达到松解局部的解结目的，这是在整体与局部的大框架下非常重要的一关。局部是整体的局部，两者不可或缺。无论中西医，这个原则始终贯穿整个治疗过程。就以我们农村基层来说，在针刺的临床过程中，撇弃整体不管而过度重视局部治疗的现象大为严重。但随着中医复兴，一些更开放的、真正有价值的学术交流渠道的涌现，如加拿大北美国医学院推出的一系列切合临床实战的"新概念针灸"课程，真正的中医思维会越来越深入人心。那时，真正富有文化内涵的，智慧的魅力针灸必定成为人们健康不可或缺的守护者。

针对病灶靶点局部的治疗，我们可以充分配合各类外治法以增强疗效，在新概念俞氏八卦针法的针刺过程中，既要对局部手、脐等卦区内的阳性反应物进行及时的松解，同时也对相应位的组织进行有必要的松解，以畅通经络组织。根据众多的文献我们得知，经络是人体组织液的低流阻通道，主要在人体皮下浅筋膜层，筋膜是近年来尤其是骨伤界最热门的话题，众多的针法也都是针对这一层组织的刺激而达到疏通局部皮下经络通道，调整大脑母体功能，从而反馈性地调整子体，恢复平衡人体自我修复本能的目的。我们在具体的应用中，可以配合《新概念俞氏八卦针法》一书中治疗八法中的象意取卦法，利用卦之三爻对应三层筋膜组织，检查具体哪层组织病变，分别对皮下疏松筋膜层、深筋膜浅层、深筋膜深层进行松解。对于局限性的顽固痛点，利用三才四象八卦九宫以及卦的象意进行局部布针，立体式松解。如选择乾卦，则按阳性物具体形态，用三针排列，可横、竖、斜，分别刺入皮下疏松筋膜层、深筋膜浅层、深筋膜深层进行松解。亦可九针排列成九宫格进行叩皮治疗；如选择艮卦，则用☶五针排列，上爻采用平刺皮下疏松筋膜层，中爻采用二针针刺深筋膜浅层，初爻采用二针深刺深筋膜深层甚至骨膜。对于皮下组织相对粘连面较大的部位，常采用特殊松皮针进行皮下疏松组织的钝性剥离，剥离后给予相对大量的温生理盐水进行组织间隙的填充，具有明显扩张经络主通道，促进血液循环，松解末梢神经纤维卡压的作用，其松皮作用非常确切，操作安全，时间极短，疗效立竿见影。同时，也可以将针具适当改良成异形针（图11-3），达到更好地对局部组织刺激做功的作用。对于一般筋膜张力增高点、变形的、挛缩的结节条索等病灶阳性点，运用刃针立体松解配合四象拔罐，也常选用5号神经阻滞针直接进行温盐水的注射，以达到人为液压扩张组织间隙，稀释组织液促进流动，起到以水生木，滋水涵木，温通经脉柔筋的作用，我们称为"给筋补水"。我们在颈肩结合部，腰骶和骶髂区域这些筋膜密集处注射治疗腰臀下肢不适，每每取得立竿见影的效果。你看，我们在生活中凡用到粉丝时总是先用温水泡一段时间备用，待其软化后，入锅即可，熟而不烂有嚼劲。而我们紧张挛缩变性的肌筋膜组织就如同干粉丝，温水的浸泡让筋膜得到了温度和湿润度，同样能让它恢复正常生理功能。生活中的简单现象却能映射人体生理的无穷奥秘，这就是中医的魅力之一。生活是中医的源泉，也是科学的源泉，中医从符合生命规律的生活现象中走来，也必定是科学的。

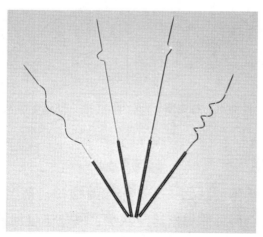

图 11-3　新概念异形针

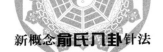

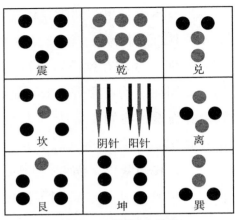

图 11-4　新概念卦针

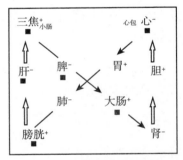

图 11-5　脏腑五行相生图

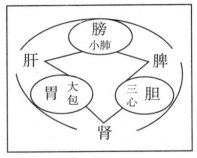

图 11-6　杜建华相关六经速记图

（五）治疗八法

有了整体的这么一个"中末对应松局部"的选穴总框架，我们再具体提出治疗八法，以便于更加灵活应用。这治疗八法可以按序相配联合使用，也可以单独应用，以当下症状见效为准。更多的时候是多法的有机组合，在手上进行治疗时，建议一般不要超过2卦3针。在应用六十四卦意进行双卦位针刺时，有时用到一卦3针，以取乾三连之乾主强壮之意，如我们的大鱼际艮区，就基本采用3针，分别向不同卦位方向进行针刺，达到天山遁卦之意，再配合我们掌背的上中下三焦穴，即可统治全身，尤其是因表阳所产生的问题。

1. 病位定卦位

病位定卦位有两层意思。

第一，依病症在人体的区位，选相应卦位，再在头、躯干、四肢、掌上的相应卦区进行刺激。在实际的临床应用中，此法常与第四法的四大对卦法合并应用，如肩痛，位在人体2震区，选手掌震区2区，合并手掌之巽卦，痛在肩前针向掌桡侧，痛在肩后针向小鱼际，或从二掌指关节进针从阳引阴。注意进针有明显胀、顶指感时给予适当松解。如小腿腓肠肌痛，定位6、7区，选手掌6区或7区，考虑通道则6、7同取。进针应快速透皮，极缓慢进针。顺应患者的呼吸，呼气时稍用力推进，吸气时，自然回提。同时调整医者自身呼吸，与患者同频。针刺过程中并存进退之意念，病愈之意念。这里必须强调：医者日常须加强传统站桩的训练，以增强自我抗排病气的能力。

第二，在上法的基础上，应用人体直立位的卦位相应图，以及躯干部的卦位相应图，选取相应的四大对卦位在人体的相应部位，进行治疗。

如病在头，位于人体直立位的卦位相应图的乾位，选其对卦为坤位，坤卦在人体直立位的卦位相应图，以及躯干部的卦位相应图中位于足部（两足合在一起）和下腹耻骨区部及手部。那我们除了在手部乾坤位治疗外，也可以在手、足部和下腹耻骨区部进行选穴以治疗头部疾病，在手，足部选取相关经治疗。

如病在颈后，位于人体直立位的卦位相应图的震位，选其对卦为巽位，巽在人体直立位的卦位相应图，以及躯干部的卦位相应图中位于小腿、前臂和中腹部。那我们除了在手掌震巽位、震卦前臂治疗外，也可以在小腿，与中腹部进行选穴以治疗颈痛。在临床具体选穴布针时，常需要结合相关经进行具体针对性的定位。以下皆同。

如病在胸上腰段，位于人体直立位的卦位相应图的坎位，选其对卦为离位，离在人体直立位的卦位相应图，以及躯干部的卦位相应图中位于股骨、肱骨和上腹胸骨部。那我们除了在手掌坎离位、坎卦肱骨治疗外，也可以在股骨和上腹胸骨部进行选穴以治疗上腰背疼痛。

如病在腰骶，位于人体直立位的卦位相应图的艮位，选其对卦为兑位，兑在人体直立位的卦位相应图，以及躯干部的卦位相应图中位于下腹和阴面头面部及肩胛骨部位。那我们除了在手掌艮兑位、艮位肩胛骨治疗外，也可以在下腹与头面部进行选穴以治疗腰骶疼痛。

同理，对于躯干阴面问题，可以反推，或以同法治疗，在上述篇章已经有所说明。值得强调的是，在我们全身的各部位高能量大穴进行能量调配，如在神阙穴、命门穴、大椎穴、百会等。尤其是选择神阙，进行先天之气激发而加以应用时，我们可以直接采用"新概念人体八卦模型图"进行应用（图 11-2），充分利用恩师杜建华的关于先天八卦，先天之人之象治后天之人之理，以及李柏松老师的八字原则下，进行布卦治疗。对于单纯四肢痛症的治疗，初学者可以直接在治疗区进行对应法则的应用，不必考虑八卦"洛书"。以上面的（图 11-2）为例，对于 4 标记位的左下肢腰腿痛，可以直接取 6 位、2 位、8 位进行简单治疗。这就是最简单的《新概念俞氏八卦针法》一书中的四肢平衡三针。当然，卦的排列还能有更多的选择，临床可以应变使用。

2. 象意取卦

按卦、德卦性与人体的组织对应关系选取相应卦，这部分内容基本可参看传统的易理工具书。通过选择合适的卦，在掌相应的卦区进行刺激，如肩胀痛明显则选具有疏通，止痛之意的艮卦。可在掌艮区全息上焦位一针或三针成遁卦；活动时疼痛明显选主运动、阳动于下的震卦，尤其是下肢的运动则痛的病症。临床上也采用

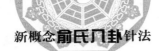

震为雷主动的属性，用震动的形式来达到灵活运用卦性的效果，如用针后加以震动代替运针手法。我们在上述篇章已经提及的在颅骨缝进行骨膜刺激时，也常配合用震动法，以达到更好的疗效。这也是我们《新概念俞氏八卦针法》一书中最常用的雷天组合的卦意针法。这些看似玄虚，但随着现代神经生理学的发展，都能很好地解释其原理。

例体虚乏力，肌体无力，增生之象选乾卦。如乳腺增生，选乾区，在中指根掌面向中指尖平刺，对于中年女性，更可取坤之柔性，为母，在掌根区布针。

例僵硬痉挛选主柔顺的坤卦。如痛经即可在掌根部坤位一针平刺或立体卦六针，既合全息又合卦意。颈椎僵硬疼痛，既可在掌根部坤位一针平刺或立体卦六针，也可于局部颈4、5、6、7范围内选择阳性区进行坤六针，温阳消炎用离。坎为陷，主骨生髓生阳，用于气虚陷下之证。巽为风为入，阴动于下于内，阴风内扰的负面情绪病，常配合兑卦。按病症之象取相应经卦或重卦，在掌上相应卦区进行刺激。如表皮溃疡、关节病取艮或兑，口腔溃疡取8区兑位，选择手感情线以上段心经循行线找阳性点针刺，配合舌头搅动。肿物取艮。下肢无力萎缩选风山渐卦山风蛊卦。在具体应用中，有时也采取上述的新概念卦象卦意法进行立体布针，尤其对局部动调整会有更进一步的意义。

3.五脏八虚

按照我们在第七节介绍的人体八虚，即按照肺心有邪，其气留于两肘；肝有邪，其气流于两腋；脾有邪，其气留于两髀；肾有邪，其气留于两腘。在相应的"俞氏手全息图"上的肩肘髋膝四个关节位区进行刺激，可以疏通容易在四肢关节部瘀滞的气血，打开人体经络通道，促进全身经脉的流通，从而对五脏产生积极的调理作用。在肺与肝相应的肘关节与肩关节部位，将针分别刺入第一掌指关节和第二掌指关节，在脾肾相应的髋和膝的掌全息区域应刺骨为准。同理在躯干部，对肩髋关节的疏通，对促进整体的能量再分布方面也至关重要。

4.四大对卦法

《易经·说卦传》说："天地定位，山泽通气，雷风相薄，水火不相射，八卦相错。数往者顺，知来者逆，是故《易》，逆数也。"在先天八卦的经络配伍中，肺经与大肠经为泽，脾经、胃经为艮，心经、小肠经为火，膀胱经、肾经为水，肝胆经为雷，心包经、三焦经为风。这样三大对卦就对应了《新概念针灸学》一书的三大回环系统。4、8山泽太阴阳明系统，3、7水火少阴太阳系统，2、6雷风少阳厥阴系统。很多时候，我们可以在病位应卦，人体组织应卦进行选点后，结合四大对卦进行布局。其中，1、5 区常作为脉诊指导下的整体能量的调整，5 区尤为多用。

15 天地定位 调衡气血定中形

26 雷风相搏 通经解郁化动痛

37 水火既济 扶正通脉真阴阳

48 山泽通气 化瘀消痹气通润

运用先天八卦两两对峙的格局，在病位定卦位后，在手掌定卦时，常配合取对角卦同时针刺。在这 4 大对卦中，1+5 定人子体之天地，以应母体之天地；3+7 通人体阴阳，以应母体之大阴阳，共为扶正培元四卦；2+6，4+8 为四斜位，共为驱邪消症四卦。此四大对卦法完全符合恩师李柏松的八字治疗法原则。在具体的应用过程中，时常配合归经法，依就诊的具体时间，选取相应的旺经五输穴进行时空结合的治疗。

5. 四肢全息法

参照"俞氏新概念掌全息图"（见 P098 的图 7-2）进行定点刺激，主要用于四肢关节痛的治疗和解决五脏的通道问题。尤其在小鱼际部位，在掌全息里我们看作人体下肢，既符合上图中举例的柔术之象，也符合人体 12 经络全息。以卦区应象看也为下肢，且与人体团身掌全息（见 P086 的图 6-6）正好互为倒像。在小鱼际部位施针，往往巽离兑三卦同刺，具有更好的全方面调整下肢

162

问题的作用，以刺激骨面或关节腔为主，长时间留针。如对于单纯的髋关节腹股沟部位疼痛，选用巽区的髋全息位，用 0.16×7mm 的毫针，配合调息进针，屡用屡效，此四肢全息法也完全符合恩师李柏松的八字治疗法在四肢的取穴原则。

6. 干支归经法

应用恩师杜建华的经络相关性（相关六经）选取病变经络所在的卦区，或相关经的肢体远端部位进行刺激。很多时候，在前几法的应用中已经包含了此法。如颈肩部疼痛，病在手三阳经的，利用"自生流表别冲同"相关六经法（在个别病经上我加上一个相生经和当令旺经），选取手足的相关经远端五输穴（即掌骨、跖骨贴骨刺），再选取掌部 2、4 区（震应大肠、艮应小肠、三焦），即手三阳相应卦区进行治疗。在临床的治疗中，我们结合杜建华老师的相关六经理论中的一句口诀"表里流注我在中"，衍生出通脉三五针，以通为用，治疗各种痛症及一些脏腑病的调理。我们都清楚经络的十二时辰走向：肺经（3–5 时）→大肠经（5–7 时）→胃经（7–9 时）→脾经（9–11 时）→心经（11–13 时）→小肠经（13–15 时）→膀胱经（15–17 时）→肾经（17–19 时）→心包经（19–21 时）→三焦经（21–23 时）→胆经（23–1 时）→肝经（1–3 时）→胸，上行经前额到头顶→督脉→尾闾，经阴器→任脉→肺经。在此圆运动轨迹中，任意一经的左右（前后经）呈现出表里和流注的关系，这便是口诀"表里流注我在中"的含义。在此基础上，我们也可以加入"生我"经和治疗时段的当令经用来加强本经的作用。通过表里流注经的推拉，加上相生经和当前时段的旺经的加强作用，大大提高了对病经的疏导，屡屡取得了不错的效果。我们以肘外侧疼痛为例：痛在肱骨外上髁区，范围在大肠经与三焦经区域，我们选大肠经为病经，则选穴为表里的肺经、流注的胃经、相生的脾经以及治疗时段的当令经，及相关病经三焦经的穴位。依法所选的经如有重复，则忽略，宜选取具有阳性反应的肘膝以下五输穴。为了便于患者配合针后活动，可选取健侧予以治疗（一般取患侧）。恩师的相关六经法，不同的排列组合，能推演出千变万化的经的组合，将经络间相互的关系全方位加以演绎，临床应用奥秘无穷。

7. 周天 8 穴

参照"俞氏周天穴卦对应图"，在选取相应卦进行治疗后未达到预期效果，可配合周天穴进行整体能量调理。周天穴均位于任督脉上，此两脉为阴阳脉之海，有激发人体能量的确切作用，在杜建华老师的《新概念针灸学》一书里将其称为"高能量区"。如头面疾病选周天 1 穴风府，当然也包括整个下项线上的风池、哑门、完骨等，

164

甚至是整个头部的任一点；颈肩臂疼痛，选周天2穴大椎区；胸背痛选周天3穴至阳、陶道等；腰骶痛选周天4穴尾闾关、尾骨尖；下焦腹盆腔足疾病取5穴曲骨；中焦大小腿6穴选鸠尾、膻中区域；上焦7穴选天突、膻中区域。膻中为气会穴，主气机失调，位于离区，离主心，诸痛痒疮皆属于心，因此，对于膻中穴的处理（针刺、埋线、松皮、注射、贴膏等），在相关疾病的治疗中有着重要的作用；踝足腹盆为8穴，选承浆。在脊柱选穴时，可结合现代神经生物学原理，配合俞募穴，选取相应神经支配节段，可以丰富选穴范围，尤其能加强慢性病的治疗效果。

8. 手足八脉八穴法

此法是应用传统记载的人体八卦与八会穴的对应关系进行手足配穴以加强治疗的方法。八会穴与人体奇经八脉有着密切关联，针刺八穴，能起到调整全身能量的作用，同时又作用于四肢远端，起到协调平衡的共振效应，促进机体康复的作用。

（1）奇经八脉简介

奇经八脉即督脉、任脉、冲脉、带脉、阳跷脉、阴跷脉、阳维脉和阴维脉。它们与十二正经不同，既不联属脏腑，又无表里配合关系，但与奇恒之腑（脑、髓、骨、脉、胆、女子胞）联系密切，因其"别道奇行"，故称之为"奇经"。

奇经八脉的内容，最早散见于《黄帝内经》，集于《难经·二十七难》，其提出奇经八脉之名并详载它们的分布路线和病候，"凡此八脉者，皆不拘于经，故曰奇经八脉也"。奇经八脉具有内不联属脏腑，外无本经腧穴（任、督两脉除外）和无表里相配的特点。它错综于十二经脉之间，起着调节溢蓄正经脉气的作用。奇经八脉的分布部位与十二经脉纵横交互，八脉中的督脉、任脉、冲脉皆起于胞中，同出于会阴而异行，被称为"一源三歧"。其中督脉行于背正中线，任脉行于前正中线，冲脉行于腹部会于足少阴经。奇经中的带脉横行于腰部，阳跷脉行于下肢外侧及肩、头部，阴跷脉行于下肢内侧及眼，阳维脉行于下肢外侧、肩和头项，阴维脉行于下肢内侧、腹和颈部。奇经八脉交错循行分布于十二经之间，一方面沟通了十二经脉之间的联系，一方面将部位相近、功能相似的经脉联系起来，达到统摄有关经脉气血、协调阴阳的作用。督脉与六阳经有联系，称为"阳脉之海"，具有调节全身阳经经气的作用；任脉与六阴经有联系，称为"阴脉之海"，具有调节全身诸阴经经气的作用；冲脉与任、督脉，足阳明、足少阴等经有联系，故有"十二经之海""血海"之称，具有涵蓄十二经气血的作用；带脉约束联系了纵行躯干部的诸条足经；阴阳维脉联系阴经与阳经，分别主管一身之表里；阴阳跷脉主持阳动阴静，共司下肢运动与痿痹。另一方面奇经八脉对十二经气血有蓄积和渗灌的调节作用。当十二经脉及脏腑气血旺盛时，奇经八脉能加以蓄积，当人体功能活动需要时，奇经八脉又能渗灌供应。

冲、带、跷、维六脉腧穴，都寄附于十二经与任、督脉之中，唯任、督二脉各有其所属腧穴，故与十二经相提并论，合称为"十四经"。十四经具有一定的循行路线、病候及所属腧穴，是经络系统的主要部分，在临床上是针灸治疗及药物归经的基础。

冲脉循行分布：起于气冲（气街）向上与足少阴肾经合并，经横骨，大赫，气穴，四满，中柱，肓俞，商曲，石关，阴都，通谷，幽门，然后挟脐两旁上行，到胸中而分散，会于咽喉，其分支络于唇口。另有一支自气冲（气街）向下，与足少阴肾经并列下行，经胫骨内，至内踝后进入足底，分向足背入拇趾间。第三支从气冲后行，上至脊背之里。冲脉为"经络之海""五脏六腑之海"，重在通行血脉，故有"血海"之称，全身四海之一，对头面五官起"渗诸阳，灌诸精"的作用，同时也能温养脏腑肌肉。与任脉相合，共同影响人体的发育生殖，毛发分布和体质。

带脉循行分布：横斜于腰腹，后起于督脉第二腰椎，旁从肾下，季肋下出来，与足少阳胆经会于带脉穴、五枢穴、维道穴，向前围绕足阳明经和冲脉，犹如腰带。

带脉能束诸腰腹与下肢之脉。与冲任两脉相合，共同影响人体的生殖功能。

阳跷脉循行分布：为足太阳别脉，起于跟中，出足太阳膀胱经的申脉，经外踝后上行腓骨后缘，经股外侧，沿髋，胁，肩，颈的外侧，上夹口角，到达目内眦，与手足太阳经、阴跷脉会合，再向上经额部，与足少阳胆经会于风池。交会有申脉、仆参、跗阳、居髎、臑俞、肩髃、巨骨、地仓、巨髎、承泣、睛明。主阳气，养目，开合眼睑，主管下肢运动。

阴跷脉循行分布：为足少阴肾经别脉，起于跟中，出足少阴肾经的照海，通过内踝上行，沿大腿内侧进入前阴，沿躯干腹面上行，至胸部入于缺盆，上行于喉结旁人迎前，到达鼻旁连目内眦睛明，与足太阳、阳跷脉会合上行。主阴气，养目，开合眼睑，主管下肢运动。

阳维脉循行分布：起于足跟外侧，向上经外踝，沿足少阳胆经上行至髋关节，经胁肋后侧，从腋后上肩，到达前额，再到颈后合于督脉。期间交会金门、阳交、臑俞、天髎、肩井、头维、承灵、风池、风府、哑门等。由浅入深维络诸阳脉，使得诸阳脉通过阳维脉于风池与督脉相通，使督脉更有效的总领诸阳脉。

阴维脉循行分布：起于小腿内侧，沿大腿内侧上行到腹部，与足太阴经相合，过胸，与任脉会于颈部。期间交会筑宾、冲门、府舍、大横、腹哀、期门、天突、廉泉。由浅入深维络诸阴脉，使得诸阴脉通过阴维脉于天突、廉泉与任脉相通，使任脉更有效的总领诸阴脉。

（2）八脉配八卦歌

乾属公孙艮内关，巽临震位外关还，离居列缺坤照海，后溪兑坎申脉联。补泻浮沉分逆顺，随时呼吸不为难，仙传秘诀神针法，万病如拈立便安。

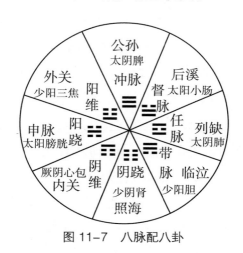

图 11-7　八脉配八卦

1）乾卦配公孙穴。乾应胆，膀胱，传统为督脉，大肠。公孙位于太阴脾经。调治太阴及乾卦所主之病，如男女科、心绞痛、胃痉挛、胸膜炎疼痛、中焦受寒引起腹泻及呕吐症等。

2）艮卦配内关穴。艮主突起之物，为小肠，三焦，传统八卦配阳明胃土，内关位于心包经，治疗厥阴及艮卦所主之病。能调美容，祛皱纹和面斑，可治疗更年期综合征、乳腺增生、卵巢囊肿、子宫肌瘤、胃气不下引起的打嗝及各种胃病。

3）巽卦穴配足临泣穴。为肺，传统为风木，足临泣位于胆经阳木，治疗少阳及巽木所主之病。如胆囊系统疾病、肝瘀引起的头痛、目疾及肌肉痉挛、老年性抽筋、腰腿痛、脂肪肝和肝阳上亢引发的高血压等症。

4）震卦穴配外关穴。震主大肠，传统为木主筋，外关位于少阳三焦经，可治少阳及震木所主之病，如急性腰扭伤，耳鸣、耳聋、听力下降，肺囊肿和脂肪肝等。

5）离卦穴配列缺穴。离为脾。传统为日为火，列缺通任，位处太阴肺经，治任脉、太阴及离火所主之病，如偏头痛、口眼歪邪、面部神经麻痹、下牙疼痛、咳嗽、哮喘、感冒、流涕、打喷嚏、全身关节痛及落枕等。

6）坤卦穴配照海穴，坤主肝肾，传统为脾土。照海位于少阴肾经，可治少阴及坤所主之病。主可治咽喉肿痛，心肾两虚所致失眠症；强肾降火，治肾虚；糖尿病、肾病和单纯血糖升高。

7）兑卦穴配后溪穴。兑为心包、心、传统为肺金，后溪通督，位于太阳小肠经，可治督脉、太阳及兑所主之病。如腰椎间盘突出症或膨出、颈椎骨质增生、腰颈部肌肉劳损、腰椎管狭窄、坐骨神经痛、下肢肌肉萎缩、疲劳综合征、肺气虚及视力下降。

8）坎卦穴配申脉穴。坎为胃，传统为肾水，主骨生髓，申脉位于太阳膀胱，均为水，可治太阳及坎水所主之病。如五更泻、中老年人和小孩体虚感冒、缓解头昏、双眼发红、腰酸背痛、足踝痛、肾阳虚等。

（3）传统八脉交会穴歌

公孙冲脉胃心胸，内关阴维下总同，临泣胆经连带脉，阳维目锐外关逢。

后溪督脉内眦颈，申脉阳跷络亦通，列缺任脉行肺系，阴跷照海膈喉咙。

公孙内关通于阴维脉，在胃心胸之处会合，故治胃心胸之病。乾艮相配而成遁卦。培土生金，通降右路。

临泣外关通于阳维，汇合于目锐眦、耳后、颈、颊肩，故治颈肩颊耳后目疾。巽震相配为恒卦，统治经筋之疾。

后溪申脉通于阳跷，汇合于目内眦，颈项肩臂耳等处，故统治太阳经病。坎兑相配而成水泽节卦，统治全身关节之病。

列缺照海通于阴跷脉，汇合于肺咽喉胸膈而治之。离坤相配而成火地晋卦，温阳中土之气。

（4）新概念八脉配八卦

根据（图11-7）八脉配八卦所示，在新概念八卦针法中，可以按重卦的卦意，选取相应穴进行组合，如天山遁卦，公孙内关相配，结合经络所主治，对于妇科、腹部疾病有效，雷泽归妹，外关后溪，结合经络所主治，对于腰腿痛有效，也可应用四大对卦进行组合。

1）乾坤为公孙，坤卦为照海，先天脾土，后天肾水同用，为水土合德。临床应用，不拘于两穴，脾肾经的五输穴均可。

2）坎离申脉配列缺，膀胱经阳水，肺经阴金，别通相生联用，为金水相生。临床应用，不拘于两穴，肺膀胱经的五输穴均可。如膝关节内侧痛，病位在巽离间，内侧为脾经，取列缺应离配坎申脉，故取手全息膝位加列缺申脉，一针愈。

3）震巽外关足临泣，三焦经与胆经，三焦性火实水，胆为阳木，同名少阳联用。水木相生。临床应用，不拘于两穴，三焦、胆经的五输穴均可。

4）艮兑内关配后溪，厥阴心包经与太阳小肠经联用，心包性火实水，小肠为阳火，火水之和。临床应用，不拘于两穴，心包经与小肠经的五输穴均可。

（5）八脉交会穴的简要介绍

1）公孙　络穴、八脉交会穴（通冲脉）配乾卦。

【定位】在跖区，第1跖骨底的前下缘赤白肉际处。

【解剖】浅层布有隐神经的足内缘支，足背静脉弓的属支。深层有足底内侧动、静脉的分支或属支，足底内侧神经的分支。

【针刺层次】皮肤→皮下组织→拇短展肌→拇短屈肌→拇长屈肌腱。

【主治】①胃痛、呕吐、腹痛、腹胀、腹泻、痢疾。②心烦失眠、嗜卧。

【操作】直刺达骨面，可灸。

2）内关　络穴、八脉交会穴（通阴维脉）配艮卦，治艮卦所主病及心包经所循之病。

【定位】在前臂前区，腕掌远端横纹上2寸，掌长肌腱与桡侧腕屈肌腱之间。

【解剖】浅层布有前臂内侧皮神经，前臂外侧皮神经的分支，前臂正中静脉。深层布有正中神经及其伴行的动、静脉，骨间前动、静脉，骨间前神经。

【针刺层次】皮肤→皮下组织→掌长肌腱与桡侧腕屈肌腱之间→旋前方肌。

【主治】①心痛、心悸、胸闷、胸痛。②胃痛、呕吐、呃逆。③胁痛、胁下痞块。④中风、失眠、眩晕、郁证、偏头痛热病及肘臂挛痛。

【操作】直刺肌膜层。可灸。

3）足临泣　腧穴、八脉交会穴（通带脉）配巽卦。

【定位】在足背，第4、5跖骨底结合部的前方，第5趾长伸肌腱外侧凹陷中。

【解剖】布有足背静脉网，足背中间腓神经，第4跖背动静脉，足底外侧神经的分支。

【针刺层次】皮肤→皮下组织→第4骨间背侧肌和第

3 骨间足底肌。

【主治】①偏头痛、目赤肿痛、目眩、目涩。②乳痛、乳胀、月经不调、肋痛。③足背肿痛。

【操作】直刺肌膜层。可灸。

4）外关 络穴、八脉交会穴（通阳维脉）配震卦。

【定位】在前臂后区，腕背侧远横端纹上2寸，尺骨与桡骨间隙中点。

【解剖】浅层布有前臂后皮神经，头静脉和贵要静脉的属支。深层有骨间后动静脉和骨间后神经。

【针刺层次】皮肤→皮下组织→小指伸肌→拇长伸肌→示指伸肌。

【主治】①热病。②头痛、目赤肿痛、耳鸣、耳聋。③肋痛、上肢痿痹。

【操作】直刺达肌膜层。可灸。

5）列缺 络穴、八脉交会六（通任脉）配离卦。

【定位】在前臂，腕掌侧远端横纹上15寸，拇短伸肌腱与拇长展肌腱之间，拇长展肌腱沟的凹陷中。

简便取穴法：两手虎口自然平直交叉，一手食指按在另一手桡骨茎突上，指尖下凹陷中是穴。

【解剖】浅层布有头静脉，前臂外侧皮神经，桡神经浅支。深层有桡动、静脉的分支。

【针刺层次】皮肤→皮下组织→拇长展肌腱→肱桡肌

腱→旋前方肌。

【主治】①咳嗽、气喘、咽喉肿痛。②头痛、齿痛、项强、面瘫。

【操作】向上或向下斜刺桡动脉壁，可灸。

6）照海　八脉交会穴（通阴跷脉），与肾经之交会穴，配坤卦。

【定位】在踝区，内踝尖下1寸，内踝下缘边际凹陷中。

【解剖】浅层布有隐神经的小腿内侧皮支，大隐静脉的属支。深层有内踝侧动、静脉的分支或属支。

【针刺层次】皮肤→皮下组织→胫骨后肌腱。

【主治】①月经不调、痛经、带下、阴痒、小便频数、癃闭。②咽喉肿痛。③失眠。

【操作】直刺，针尖达肌层深筋膜，可灸。

7）后溪　腧穴、八脉交会穴（通督脉）配兑卦，治兑卦所主之病及小肠经所循之病。

【定位】在手第5掌指关节尺侧近端赤白肉际凹陷中。

【解剖】浅层分布有尺神经手背支，尺神经掌支，皮下浅静脉等。深层有小指尺掌侧固有动、静脉，指掌侧固有神经。

【针刺层次】皮肤→皮下组织→小指展肌→小指短

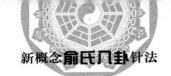

屈肌。

【主治】①头项强痛、落枕、腰背痛。②目赤肿痛、耳聋、咽喉肿痛。③手指及肘臂挛急。

【操作】直刺，针尖可达皮膜，骨膜，可灸。

8）申脉　膀胱经、阳跷脉之交会穴。配坎卦，主治坎卦所主病及膀胱经所循之病。

【定位】在踝区，外踝尖直下，外踝下缘与跟骨之间凹陷中。

【解剖】布有小隐静脉，腓肠神经的分支，外踝前动、静脉。

【针刺层次】皮肤→皮下组织→腓骨长肌腱→腓骨短肌腱→距跟外侧韧带。

【主治】①头痛、眩晕、失眠、嗜卧、癫狂病。②目赤痛、眼睑下垂。③腰腿痛、颈项痛。

【操作】直刺，针尖达骨面，可灸。

通过上述八法的具体介绍，在临床上我们有了更多的选穴方案，四步布针原则和具体选穴（卦）八法，每一步、每一法均可单独应用，也可以有机组合而变化万千。人体作为一个有机的整体，有其自身的相对整体性和广泛的联系性，大脑为母，各组织器官为子，子母体通过反馈而相互调节，维持人体的相对稳序状态。人作为地球上的生物，受到其他星球的影响的同时，也必然随之而应。人作为一个子体，也必然与宇宙母体相应。协同此两者的关系，不仅对我们的健康大有裨益，更大的层面上是真正达到人与自然的和谐。

十二、典型病案图示分析

例1：头晕。《黄帝内经》云："诸风掉眩皆属于肝。"肝为木，5、1泰卦土生金，以金克木，1与2组成无妄之卦应头部颈椎，解决通道问题，5、6地风升，升清阳而降浊阴。患者火形之手，易患心脑之疾（图12-1）。

全头痛。头痛病位在乾，取之以坤5区，5区为下焦培元，三针定乾象合为天地组合，分别位于手三阴腕纹，通过同名、别通与胆、胃、膀胱、肝相关联，从而应对头部前后左右之痛，加之拇指头位，屡用屡效（图12-2）。

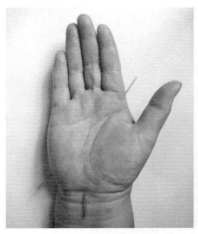

图 12-1　头晕

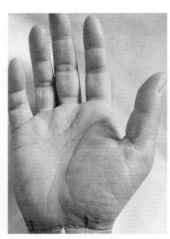

图 12-2　全头痛

例2：腰痛。上腰位于3、4区间，7区加强3区并调中焦补中气通带，畅胸腔。火生土而合德于水。

4为艮。主止，又是腰骶全息位，对于一般腰骶部疼痛单用艮或加兑加中下焦点，屡用屡效（图12-3）。

例3～4：小腿痛。艮4区主小腿，3针排列为乾象合为遁卦，8区为足合山泽通气，6、7交接为膝关节以通痹，治疗小腿转筋不适疗效显著（图12-4、12-5）。

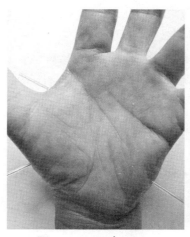 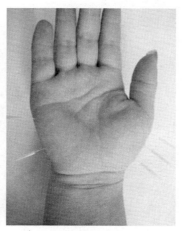

图12-3　腰痛　　　　　　图12-4　小腿三针

例5：腰臀痛。15区调理气血定中形，4、8消痹止痛气通润，4为腰椎，8为髂盆，前后相应正治下腰髋臀，此为腹部埋线法（图12-6）。

例6：坐骨神经痛。6、7区应大小腿即下肢，2、6相应加强舒筋活络除动痛。5柔筋骨，补一身能量。2、6、

7、5 相生格局（图 12-7）。

例 7：坐骨神经痛。5 区为骶髂关节部，6、8 为膝为足，说明膝足症状明显，5、6 升清阳以驱寒邪（图 12-8）。

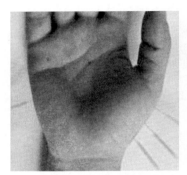

图 12-5　小腿三针

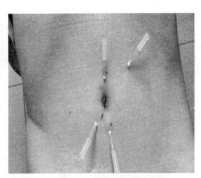

图 12-6　腰臀痛

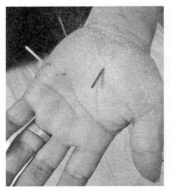

图 12-7　坐骨神经痛

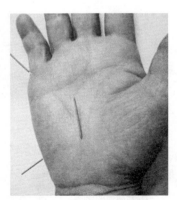

图 12-8　坐骨神经痛

例 8：膝关节痛。6、7 区交界处为膝，针入症减，加 4 区艮卦为止，为腰，以解决病根问题。久病可先取鸠尾、膻中区阳性点针刺、脐巽离区阳性点针刺（图12-8）。

例9：腕关节痛。4区为止痛，肘全息解决通道问题，4区下点为腕全息，5区提一身能量并使关节柔顺（图12-10）。

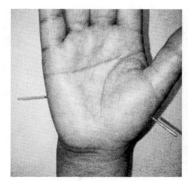 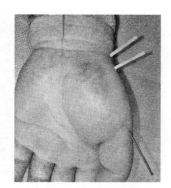

图 12-9　膝关节痛图　　　　图 12-10　腕关节痛

例10：膝关节痛。位在膝前阳明经，67区界交接点应膝，4区艮卦为止为病根位腰部，5区为柔，与内关同处心包经，与足阳明别通（图12-11）。

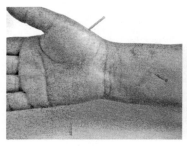 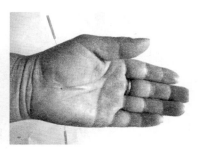

图 12-11-1　　　　　　　　图 12-11-2

例 11：足底痛。8 区为足，6 区髋部解决通道问题（图 12-12）。

例 12：左肘窝痛。兑上缺为关节象以应肘窝，为心与心包经。5 坤为柔以解屈伸不利，又处心包经，为同名经取穴（图 12-13）。

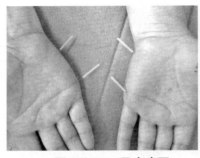 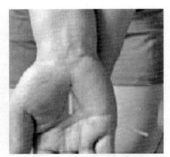

图 12-12　足底痛图　　　　图 12-13　左肘窝痛

例 13：腹股沟疼痛。6 区为髋为巽为股，3 针为乾卦之象，为健，为风天组合，能迅速解决腹股沟疼痛症状，对于复杂病例，配上周天 8 穴和病根点，如腰骶 4、5 区等（图 12-14）。

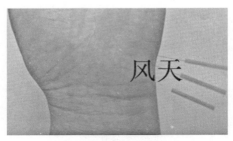

图 12-14　腹股沟疼痛

例14：肩臂疼痛。2区为颈肩，5区以柔筋，提一身能量，第一掌指关节为肘。如将5区一针移至下4第一掌骨近端指腕处，配上解卦穴大椎则通治上肢疾病（图12-15）。

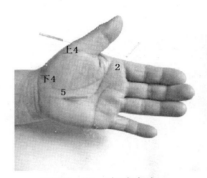

图 12-15　肩臂疼痛

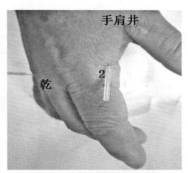

图 12-15　颈肩疼痛

例15～16：网球肘。取第一掌指关节为肘，透关节腔治之，亦可选膝点以膝治肘。配解卦大椎立效。凡局限性之痛点均可进行松局部的治疗。如皮内针、皮下埋线、中药贴敷、刺络、温灸等（图12-16、12-17）。

例17～20：盆腔炎。上4图虽看似布针有别，其实同在5区下焦阴跷处做文章，只是根据具体病例病根点不同，给予相应的治疗。同理也治下腰骶区不适。对于下焦虚寒湿明显者，可配合给予周天8穴以及掌相应区的艾灸治疗（图12-18、12-19、12-20、12-21）。

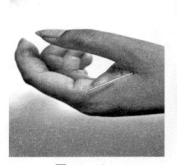

图 12-16

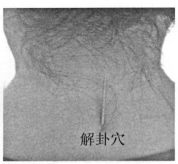

解卦穴

图 12-17

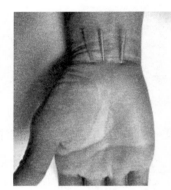

图 12-18

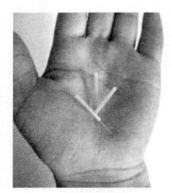

图 12-19

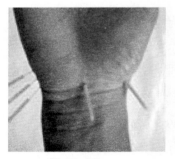

图 12-20

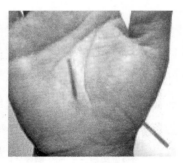

图 12-21

例 21 ～ 24：四大对卦图示（图 12-22、12-23、12-24、12-25）。

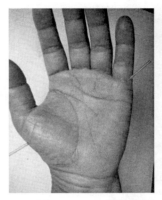
图 12-22　山泽通气

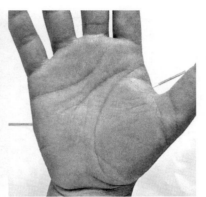
图 12-23　水火相济

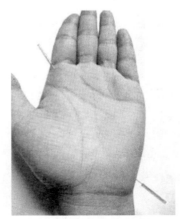
图 12-24　雷风相搏

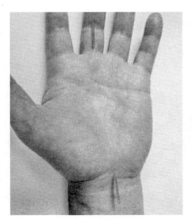
图 12-25　天地定位

例 25：坤区火局。5 区为坤土，3 针成火局阵，以火温土祛寒湿之意，为治疗下焦妇科的常用思路。对于下

185

焦虚寒湿明显者配合 5 区艾灸治疗。以温化下焦，升阳祛湿（图 12-26）。

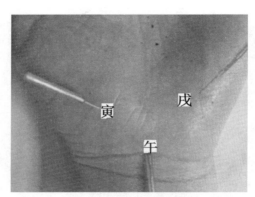

图 12-26　坤区火局

例 26～27：左肱骨内上髁炎。肱骨内髁处心经，应兑区，配 4 区以消痹，第一掌指关节应肘，立效（图 12-27、12-28）。

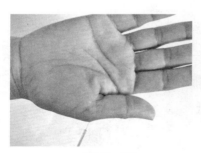 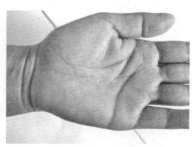

图 12-27　　　　　　　图 12-28

例 28：肩关节疾病。4 区为艮主关节疾病，亦应象肘，2 区阳面经关节腔透掌全息肩位，8 区亦主关节，尤以各关节阴凹面疼痛宜。更可以选取 6 区以髋治肩，以上均针透关节以治关节病（图 12-29）。

例 29：乳腺病位在坎，主要位于心包胃。5 区坤性柔，位于心包经别通胃，坎卦从肩胛全息位头手阳明，中指全息加强，又取乾阳化气之功，脐部 4、8 对卦针加灸，四部有机组合，屡用屡效（图 12-30)。

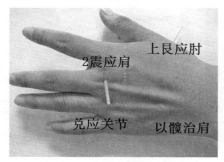 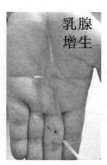

图 12-29　肩关节疾病　　　　图 12-30　乳腺增生

例 30～31：右下肢腰骶痛为主伴同侧下肢酸麻。依图 30，我们以第一、二掌骨结合部为上焦点，配合治疗上胸段以上区域问题。二、三与三、四掌骨结合部为中焦点，配合治疗下胸段至腰骶区域问题。四五掌骨结合部为下焦点，配合治疗腰骶下肢区域问题（图 12-31、12-32)。

例 32：腰腿痛。病位在艮，取卦艮兑，病经足太阳少阳，4 艮位肺别通足太阳膀胱，6 区应髋位于手太阳同名足太阳，于兑位心经（相冲于胆）透手太阳后溪通督及手少阳，小鱼际部位多卦多经透刺治疗腰腿痛，完美体现相关六经法（图 12-33）。

例 33：膝关节内侧痛。病位在离在脾经，应手全息离卦，取八脉之坎离穴申脉加列缺（图 12-34）。

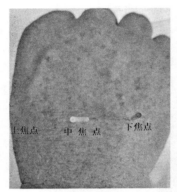

图 12-31　腰腿痛

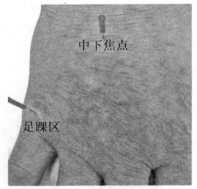

图 12-32　腰骶痛伴足麻

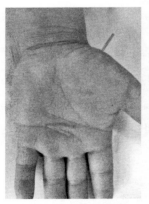

图 12-33　腰腿痛图

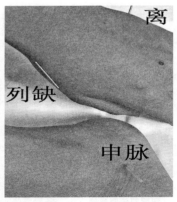

图 12-34　膝关节内侧痛

例 34 ～ 35：无妄颈八针，无妄腹八针，均运用卦象卦意治疗枕颈不适，头晕等，以及调任督，促进整体气血改善疗效明显，也可根据不同针刺顺序，组合成不同卦象，临床应用变化多端，奥妙无穷（图 12-35、12-36）。

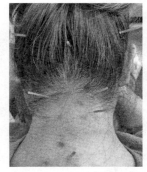 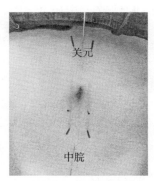

图 12-35　无妄颈八针　　　图 12-36　无妄腹八针

例 36：患者颈肩结合部不适，依颈肩上肢卦象针刺（图 12-37）。

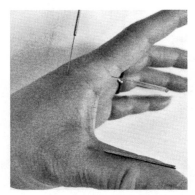

图 12-37　颈肩痛

例37：患者左股骨大转子处弹响，依弹响髋进行立体艮五针埋线治疗，也可按卦象布成震五针（图12-38）。

例38：小培元八针，作为整体调理针，用于气血不足患者。若配合四肢布针，如开四关穴，则成大培元针，其整体调理效果更好（图12-39）。

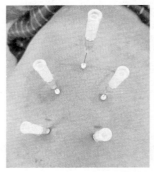 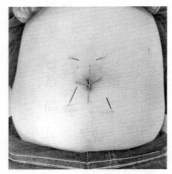

图 12-38　艮五针　　　　图 12-39　小培元八针

后 记

至此,《新概念俞氏八卦针法》一书的总结算是很粗陋地完成了。虽然只是几页的小书,但均为多年学习思考的总结。虽然称不上什么神针奇效,但也在工作中帮助解决了不少问题。在乡村卫生院业务艰难,医患关系不容乐观的今天,这一点点临床思考总结,在农村常见病的治疗上,以其简便安全、价廉有效的特点,能在我们基层的日常临床工作中发挥其安全性、有效性特点。《新概念俞氏八卦针法》一书基于杜建华先生《新概念针灸学》一书的理论体系,并将其发展,使之具有良好的实用性,具体讲,大多适应证在进针后数分钟之内均可感到疼痛缓解,自感轻松。虽然即时缓解不能说明疾病的最终痊愈,但在针刺后取得的即时疗效是建立良好医患互信关系的第一步,可以使患者进一步积极地配合治疗,从而促进身体的真正康复,本人以为这才是根本意义的所在。

在应用《新概念俞氏八卦针法》一书进行治疗时,使患者可以充分融入传统的"易"学知识,不拘一格。在先天八卦所揭示的大道下,在杜建华"新概念针灸理论"体系指导下,在身体各部位进行八卦,"洛书"以及

191

"洛书"八卦倒像等的多种布局治疗，甚至可以结合五运和依卦推导的六气在手上的分布方位进行临床的尝试。坚信宇宙一气，万物同构，信为效之基，如此必有收获。同时，积极吸收融合各种门派的优秀手法、针法，以图努力提高临床疗效。

　　本书只是摘录了一些临床上的实例图片，实在是具体施针之术无法穷尽，也确实有困于本人才学疏浅，由于"新概念人体八卦模型图"的卦象排列次序发生改变，其对人体的调整功能也必然相应的发生变化，但其核心仍然未失大道，且其格局设计自然简洁，明了易懂，符合天地人之道，阴阳之理。

　　本人认为，"新概念人体八卦模型图"是符合人伦、契合天地阴阳格局的设计，或许说是八卦适用于人体层面的具体体现，从而使得它与目前所流行的后天卦式有了鲜明的特色。希望"新概念人体八卦模型图"在不久的将来，在大家的共同参与下，能更进一步验证其有效性。期待有更好的思路来探索，把华夏瑰宝进一步发扬光大，期盼读者给予斧正，共同提高。

俞　杰

2019 年 5 月 10 日于浙江杭州湾

主要参考文献

1. 贺华章. 图解周易大全 [M]. 西安: 陕西师范大学出版社, 2007.

2. 潘毅著. 寻回中医失落的元神 1 易之篇·道之篇 [M]. 广州: 广东科学技术出版社, 2013.

3. 李平华. 孟祥俊. 小周天微铍针疗法 [M]. 北京: 中国医药科技出版社, 2017.

4. 林卫著. 太极道成为自己的光 [M]. 深圳: 海天出版社, 2011.

5. 刘伯海. 孙艳红. 王蔚平. 手部按摩健身法 [M]. 北京: 化学工业出版社, 2008.